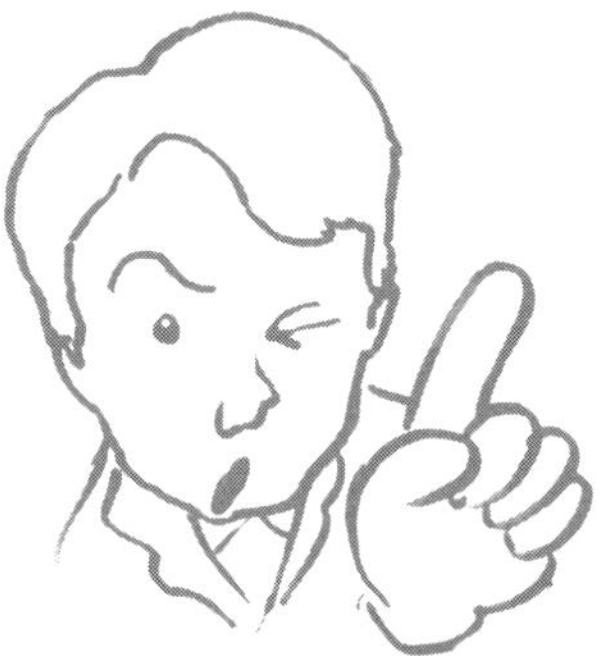

どうする？ 保育園&小さな子どものいる家庭での食物アレルギー

事故を防ぐためにコレだけは

金子光延●著
かねこクリニック院長

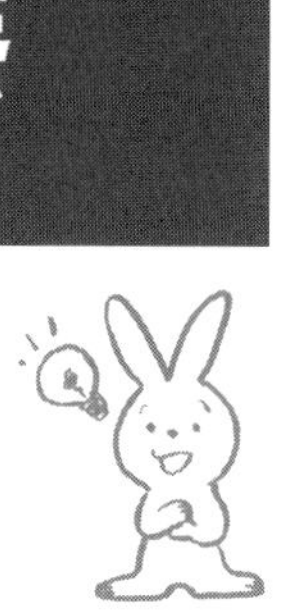

かもがわ出版

はじめに

こんにちは！

お子さんの食物アレルギーが心配なお母さんやお父さん、そして食物アレルギーのお子さんを預かる保育園のスタッフのみなさんに向けて、この本では子どもの食物アレルギーのお話をします。

食物アレルギーの子どもはどんどん増えています。そして巷には多くの情報があふれています。医学の世界でもアレルギーについては新しい研究がものすごい勢いで進んでいて、今までの考え方は間違いだ！　なんてことも出てきました。

最新の研究成果については、医学の専門家の間でもまだ意見の一致がみられない場合もあります。そして、そうしたさまざまな考え方がある問題について、メディアを中心にいろいろな意見が流れてきます。

「あれ？　これって前に聞いたことと違う」とか「対応方法が微妙に違うように思う

んだけど……」なんてことありませんか？ 実はこれって医学の世界ではよくあることで、医者の経験値や考え方で意見が変わることは珍しくないのです。

でも、食物アレルギーのお子さんを保育園に預けるときに、保育園のスタッフと考え方が合わない！ なんてことになったら心配ですよね。

川崎市医師会の保育園医部会というところで保育園のアレルギー対策についての仕事をしていると、そんな場面を何回も経験してきました。そして、いろいろな考え方はあるものの、「これだけはゼッタイ」というところを押さえておけば、意見の一致をみるのは簡単だと気付きました。

そこでこの本では、食物アレルギーについての本当の「キホンのキ」を解説しようと思います。

ここを理解していただければ、ちょっと違った考え方ややり方がなぜそうなのかを根本的に理解して、やるべきことがバッチリ理解できて、その上もしかしたらもっと子どもに合った家庭や保育園でのやり方を見つけられるかもしれません。

「でもアレルギーの話って、なんかむずかしくって」「専門的な用語が多くてわからない」「免疫の複雑な解説をされても……」そんな声が聞こえてきそう（笑）。

大丈夫です。むずかしい話は一切なし。すぐに役立つ知識と考え方をわかりやすい言葉でお伝えします。

では最後までお付き合いくださいね。

どうする？
保育園＆小さな子どものいる家庭での
食物アレルギー
事故を防ぐためにコレだけは

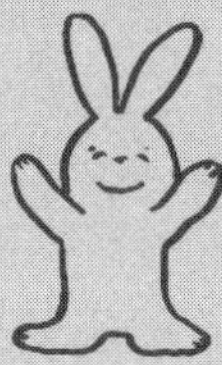

もくじ

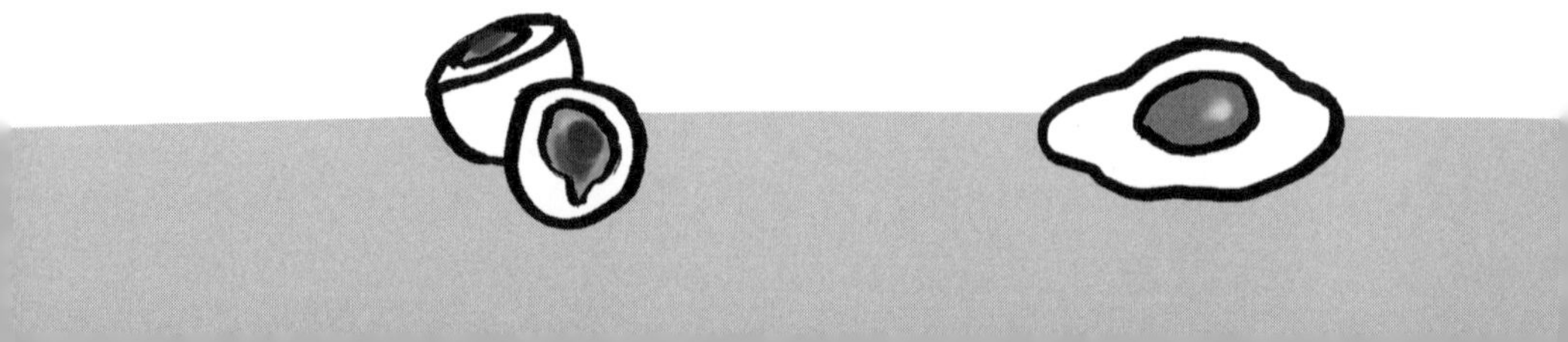

第2章 食物アレルギーの事故を防ぐには？

第3章 厚生労働省ガイドラインから考える

Q&A

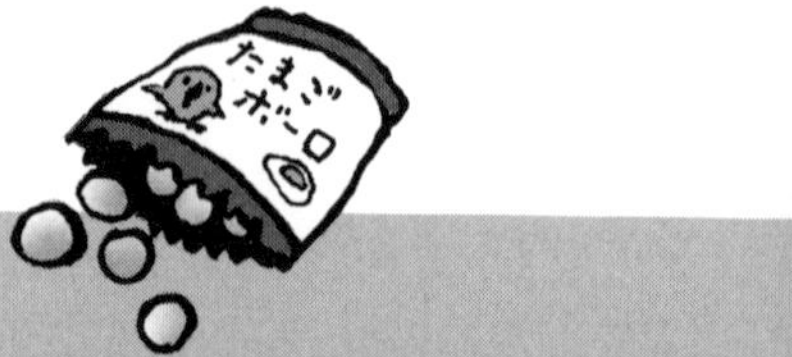

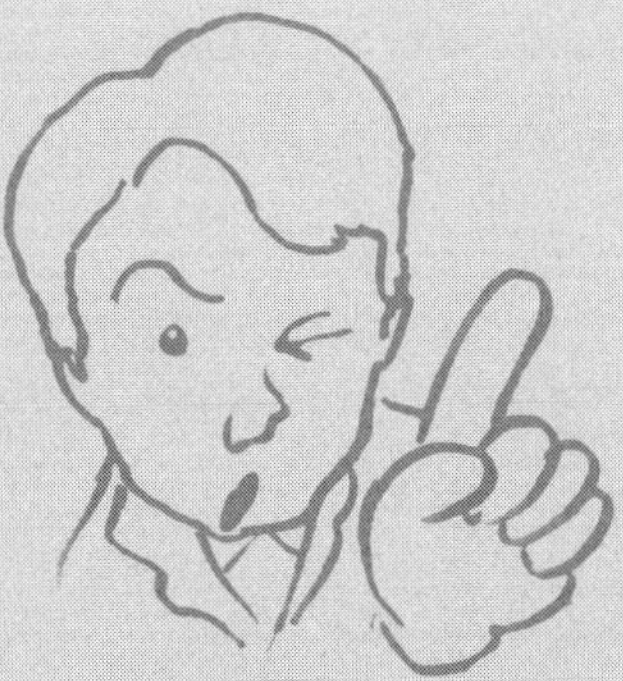

第1章

まずは食物アレルギーを理解しよう

「子どもが食物アレルギーで、食べさせるものに気を付けないといけないので大変」「食物アレルギーがあるから、もしものときの薬をいつも持っている」「離乳食をはじめたいけど、食物アレルギーが心配でどうしたらいいか困っている」などなど、子どもの食物アレルギーにまつわる心配はつきません。メディアでも時折、「食物アレルギーの児童が誤食したため救急搬送された」という話が報道されたりします。

食物アレルギーってすごく怖い病気なんだ、と多くのひとが思っています。じゃあ、なにが怖いんだろうって考えると、漠然としたイメージしか浮かばないのではないでしょうか。「なんだかわからないけど命に関わるんだろう」とか。

食物アレルギーが不安なご両親や、食物アレルギーの子どもたちを預かる保育園、学校などの施設のスタッフは、日々そんな不安を抱えています。

こうした不安に対処するにはどうするか？ まずは「アレルギーとはなにか？」というところからはじめましょう。

「アレルギーとはなにか?」からはじめましょう

「アレルギー」という言葉は普段の会話でもよく使われます。「英語アレルギーなんだよね」「あんなキザなセリフ聞いたらアレルギーでじんましん出ちゃうよ」なんて具合です。あるでしょ?

でも、「アレルギー」とはなにか? とあらためて考えると、よくわからないというひとは少なくありません。普段から使っている言葉だから、「食物アレルギー」や「アレルギー性鼻炎」などのほんとうの病気と「アレルギー」という言葉を結びつけにくいのかもしれません。

ここではまず、「アレルギー」とはなにか? というところから理解していきます。

そういうと、「またむずかしい話だろうな」「免疫がどうたらとかなんとか細胞がどうしたとか聞きたくない!」なんて声があがりそうです(笑)。ここではそうしたむずかしい話は抜きにして、誰にでもわか

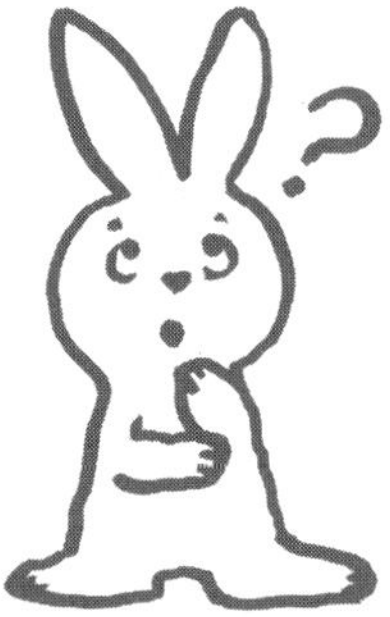

るように解説していきます。「なんたら細胞」はとりあえずナシですよ。

さて、では「アレルギー」とはなにか？

医学的に「アレルギー」とは、「非毒性物質（毒ではないもの）による反応」のことです。

もう少し詳しく解説しましょう。

青酸カリのような毒物を飲めば、誰でも症状が出てひどくすれば死んでしまいます。青酸カリが明らかに毒性を持つ物質だからです。蚊に刺されれば赤く腫れてかゆくなります。蚊が持っている化学物質に反応するからです。これは蚊が持っているかゆみを起こす物質が一種の毒として作用した例です。同様に、蜂に刺されれば赤く腫れて痛いですよね。これもいわゆる「ハチ毒」という蜂が持つ化学物質による反応です。刺されれば誰だって痛いし腫れます。

でも、蜂に刺されてショックを起こして死んでしまう、というのは誰にでも起こることではありません。ハチ毒に対して「アレルギー」を起こす（「アレルギー反応を起こす」ともいいます）特定のひとだけに起こる現象です。

または、ゴマやピーナッツは食物としてよく食されますが、ある特定のひと、ゴマやピーナッツに「アレルギー反応」を起こすひとが食べると「ショック症状」という重篤な状態になってしまいます。

このように、通常は安全な毒性のないものに対して、特別な反応を起こしてしまうことを「アレルギー」と定義するのです。

キザなセリフでじんましんが出てしまう場合は、ウ〜ンどうなんだろう？（笑）

アレルギーの種類を理解しよう

さて「アレルギー」という言葉は理解できました。

次に進みましょう。

みなさんの身近なアレルギー疾患はなんでしょう？

保育園のスタッフやお母さんお父さんの間では、「〇〇ちゃんは卵のアレルギーで

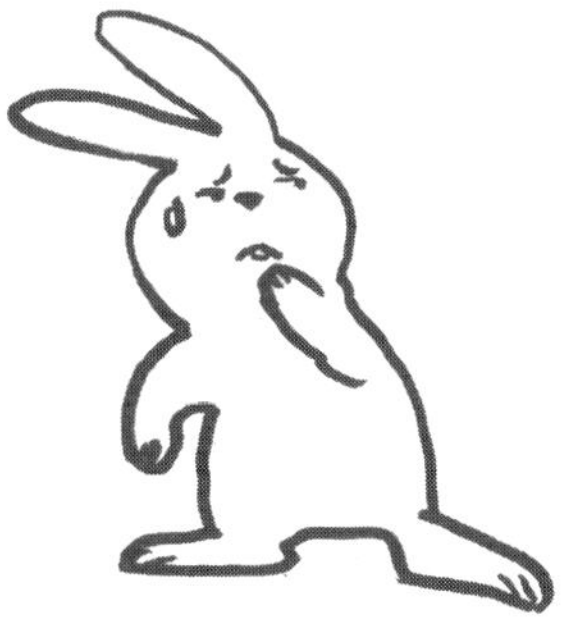

卵が食べられない」とか、「喘息と言われてアレルギーの検査を受けた」とか、「湿疹がひどいから診てもらったら、卵のアレルギーによるアトピー性皮膚炎だった」とか、子どもたちのアレルギーについての話題がつきないと思います。

いろいろな病気がアレルギーが原因とされていて、でも症状はバラバラ。これでは、なにかひとつのアレルギーの病気を勉強しても、ほかのアレルギーの病気と関連付けて考えるのはむずかしいのではないでしょうか？ ここにアレルギーを考えるときに多くのひとが混乱してしまう原因があります。専門家は、自分の専門分野の病気についてはどんどん詳しく研究して解説してしまいます。でも専門家ではないひとにとって、ひとつの病気を詳しく知る必要はありません。ここではアレルギーをザックリ大きく分類することで理解しやすくしようと思います。

簡単ですよ。アレルギーは2種類に分類して考えていただければＯＫです。**即時型アレルギー**と**遅発型アレルギー**。たったこの2つだけです。

「えっ！ そんなに単純でいいの？」と思われたかもしれません。いいんです！（キッパリ）

ここからの解説は一般のひとを対象にしますので、専門家に言わせれば、「そこはもっと複雑で……」となるかもしれませんが、大筋では決して間違っていません。大きくザックリとアレルギーを理解してしまうことが、実際のアレルギー対応には重要です。

即時型と遅発型。これはアレルギー症状の発現の仕方で分類しています。実際には両方の症状を持つものや、どちらとも言えない場合もありますが、ほとんどはこの2つに分類できます。

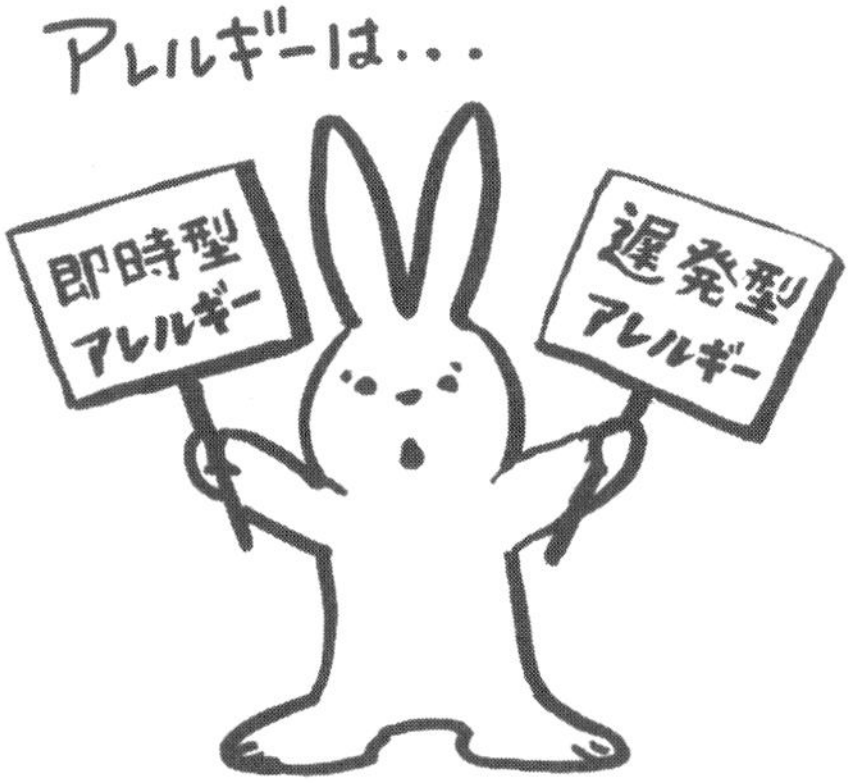

即時型アレルギーは、アレルギーを起こす物質に曝露《ばくろ》（触った、食べた、吸い込んだ）してから**通常2時間以内に明らかな症状が**あらわれます。症状は突然はじまることがほとんどです。アレルギー物質への曝露からすぐに症状が出ますので、アレルギー物質と症状との関連が明白です。

即時型アレルギーといわれるものには、食物アレルギーによるじんましん、アナフィラキシー（・ショック）、一部の気管支喘息発作があります。

遅発型アレルギーは、アレルギーを起こす物質に曝露してから**少なくとも4時間から数日たってから**、ゆっくりと症状が発現します。こちらは急激な症状が突然あらわれることはありません。またアレルギー物質以外にも環境などいろいろなものが影響している場合が多く、アレルギー物質と症状との関係を特定しにくいのも特徴です。

遅発型アレルギーには気管支喘息、アトピー性皮膚炎、薬疹などがふくまれます。

ここは重要！　即時型アレルギー

ザックリ2つにアレルギーを分類しましたが、とくに重要なのが、この「即時型アレルギー」です。

アレルギーを考えるときによく混乱してしまうのは、いろいろなアレルギーを一緒にして考えてしまうからです。まず、日常的に一番危険で注意の必要なアレルギーを理解することが大切です。それが、この「即時型アレルギー」なのです。

即時型アレルギーは症状の発現する時期が早いです。先に記したように通常2時間以内に症状があらわれます。

どんな症状なのか？　非常に多彩な症状があります。そのために、多くのひとが「これはアレルギーによる症状なのだろうか？」「なにかわかんないからアレルギーと考えておこうか」となることがあります。でもそんなあやふやな根拠で、アレルギーではない子どもがアレルギーとし

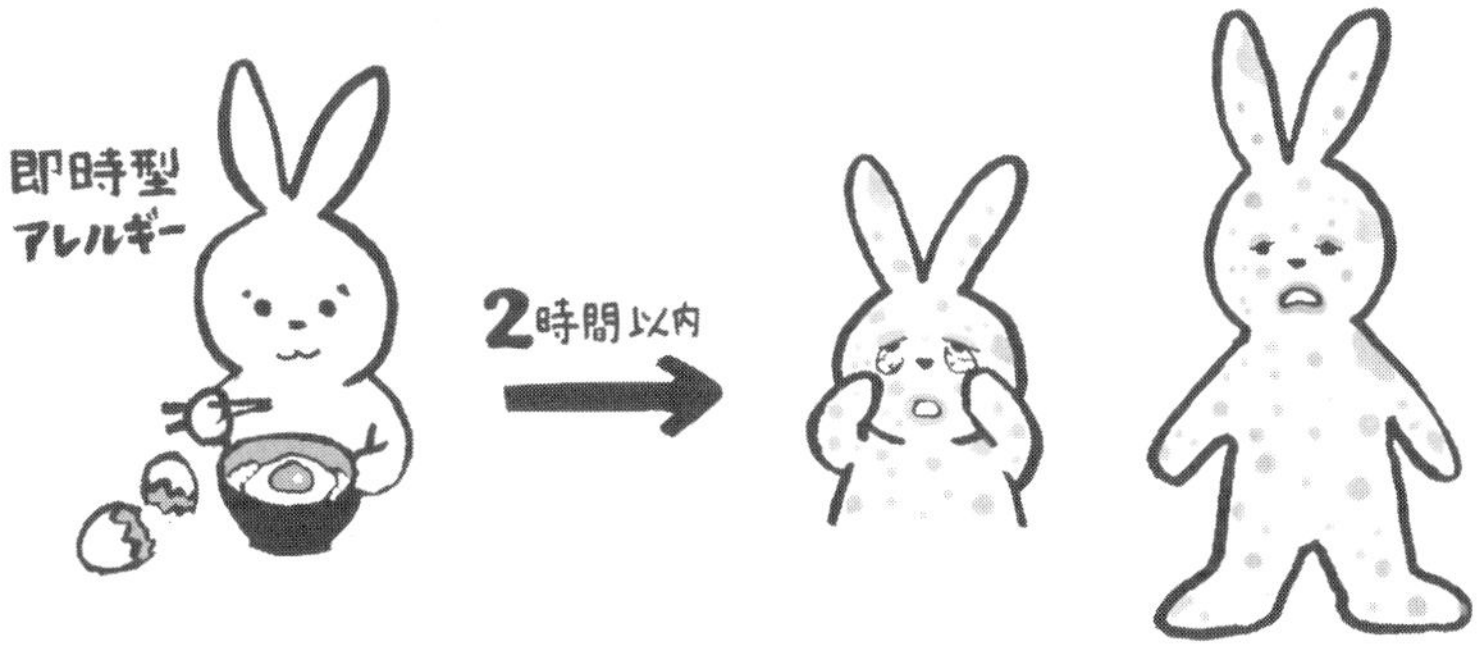

て治療されたら大変ですよね。

見逃してはいけないアレルギー症状を、まずはザックリと大きく、でもしっかりと理解してください。

症状は、各臓器別に見ていくとわかりやすいでしょう。

まず**皮膚症状**。一番多く経験されるのが**「じんましん（蕁麻疹）」**です。じんましんは皮膚に大小さまざまな少し膨れた発疹としてあらわれます。特徴は、いろいろなところに出たり消えたりすることです。そして必ずかゆみを伴います。皮膚症状の中には粘膜症状として目の結膜の症状があり、かゆみ、充血が起こります。

次に**呼吸器症状**。軽いものでは喉のかゆみ、軽い咳、鼻汁があり、重症になるとゼーゼーとした**呼吸困難**が急激に出現することがあります。

消化器症状としては**嘔吐**があらわれます。

全身症状として、こうした症状が複数あらわれることがあります。また全身が腫れ上がる**「浮腫《ふしゅ》」**という症状があります。

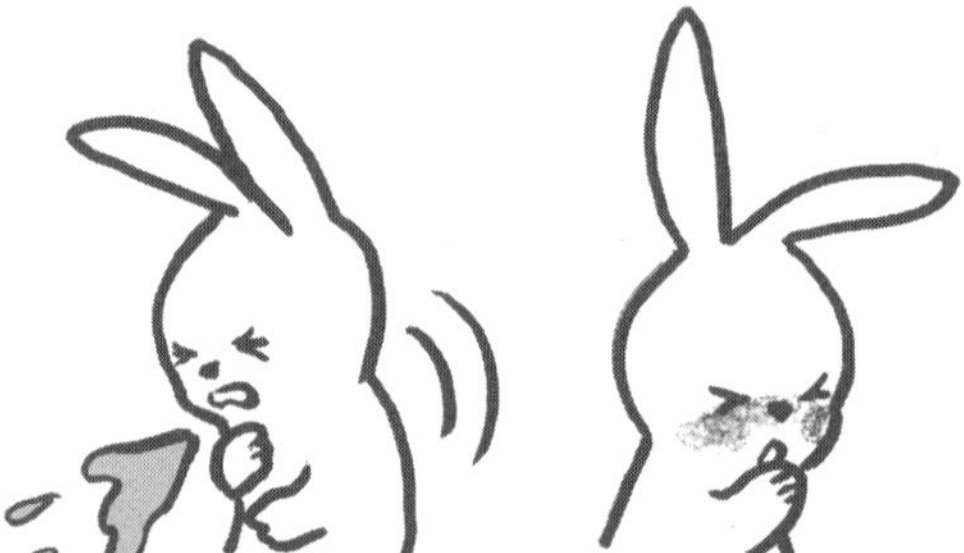

こうした症状の原因は、即時型のアレルギーが、血管に炎症様の障害（ヤケドのような状態を想像してください）を急激に起こすためです。血管が腫れ上がり、**血液内容（血漿《けっしょう》と呼ばれるタンパク質をふくんだ液体成分）が血管外に染み出す**のです。じんましんがその代表と言えるでしょう。じんましんは、全身の皮膚表面の血管でこういった現象が起こるので、からだのいろいろな場所にあらわれては消えるのです。血管の異常が眼結膜に起これば目が充血します。消化器に起これば、消化器の活動が悪くなり嘔吐が引き起こされます。

呼吸器に起これば、気道の炎症と同様の症状となり、咳や鼻汁、喘息と同様の喘鳴《ぜんめい》（ゼーゼーとした呼吸）が起こるのです。

ではこうした血管の異常が全身にわたって急激に、そして重篤に引き起こされたらどうなるでしょう？

全身の血管から血液内容が一気に漏れ出してしまうために、血管内の圧力が急激に低下します。これをショックと呼びます。急激な血圧低下を伴うショックは、全身の重要な臓器、心臓や脳への血液の流れがとどこおる状態です。血液の流れがとどこおれば、臓器の活動に不可欠な酸素の供給も急速に低下します。最終的には死に至る恐ろしい状態であることは想像できると思います。

軽症の即時型アレルギーは、じんましんのように治療の必要もなく自然に治るものも少なくありません。しかし**重篤な即時型アレルギーは、緊急の治療が必要です。**ショックへの対応をふくめた治療についてはあらためて説明しますが、ここでは即時型アレルギーの原因と症状をしっかり頭に留めてもらいたいと思います。

遅発型アレルギーについて

即時型アレルギーの次は、「遅発型アレルギー」です。

少々乱暴な言い方になりますが、**「即時型アレルギー」以外はすべて「遅発型アレルギー」**と理解していただいてかまいません。

「遅発型アレルギー」に分類される疾患には、アトピー性皮膚炎、気管支喘息、アレルギー性鼻炎、薬疹、慢性湿疹などがあります。これらの疾患は症状発現や悪化にいろいろな因子、原因が関係していて、即時型のように「なにかに曝露して数時間以内に症状が発現する、悪化する」というかたちを取りません。いろいろな原因が関係してジワジワと悪化することがほとんどです。気管支喘息とアレルギー性鼻炎には、ある種の物質で即時型アレルギーとして症状の悪化を急激に起こすものがありますが、これはあくまでも特殊な場合に限ります。遅発型アレルギーの場合、その症状は、原因によって悪化が急激に起こることはなく、またその関係も複雑です。もっと正確に言えば、個々の疾患についての原因はさまざまであり、まだよくわかっていないというのが現状なのです。

しかし、ここまでの説明で、「突然急激に悪くなり緊急性があるのは即時型アレルギーだけであり、遅発型アレルギーには基本的に緊急性はない」ということが理解いただけると思います。

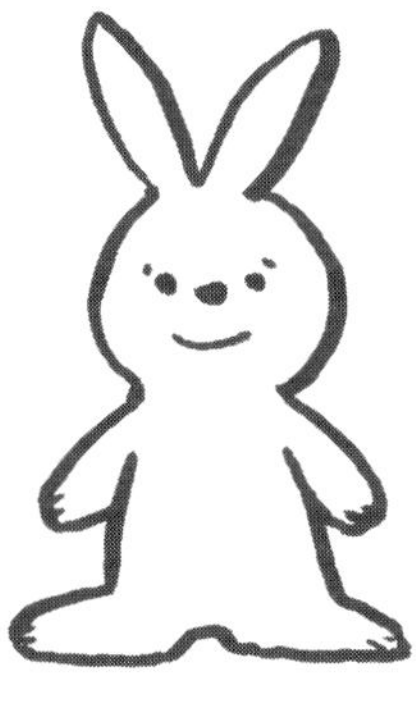

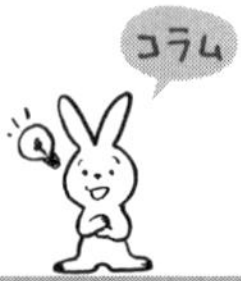

気管支喘息とアレルギー性鼻炎

すべてのアレルギー症状は即時型と遅発型に分けることができます。そこでよく出る質問が、「じゃあ、アレルギー性鼻炎は即時型のアレルギーなんですか?」または「気管支喘息は即時型? 遅発型?」というものです。

実に鋭い質問ですね。どちらの病気も非常にポピュラーな疾患ですから、よく勉強しているひとほど混乱します。アレルギーについて解説するなら、この2つの病気についてもちゃんと説明してほしい! という声が聞こえてきそうです。

ただこれを説明しだすとキリがないですし、混乱してしまうので、ここではコラムとして解説します。めんどくさいひとはパスしてもかまいません。

答えを先に言ってしまうと、気管支喘息もアレルギー性鼻炎も、**即時型アレルギーであり遅発型アレルギーでもある**のです。

まず**気管支喘息**について説明します。

気管支喘息は、気管支がアレルギーの反応により、刺激に対していつでも敏感になっている状態です。ちょっとした刺激で気管支がキュッと細くなってヒューヒューいう呼吸になってしまいますし、咳が出やすくなります。この状態は、いわゆる遅発型アレルギー反応によるものです。アレルギー物質や感染症などでこうした状態が続いてしまうのです。煙やホコリで刺激

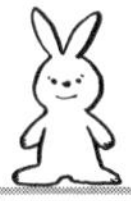

されると気管支が収縮して咳が出て苦しくなります。

こうした定常的な状態とは別に、ある種のアレルギー物質で急激に症状が出現（気管支が収縮）してしまう場合があります。これは即時型アレルギー反応によるものです。それまでぜんぜん症状がなかった気管支喘息患者が猫の毛を吸い込んだ途端、急に呼吸が苦しくなったりするのは、即時型の反応なのですね。気管支喘息は、遅発型の反応の上に、即時型反応が引き起こされる状態になっていると考えると理解しやすいと思います。

アレルギー性鼻炎も同様ですね。鼻の粘膜が遅発型アレルギー反応によって敏感になっているところに、ときどき即時型の反応によって急激に悪化することがあると理解してください。

余談ですが、最近、専門家の間で言われているもので、**〝one air way, one disease〟**という言葉があります。これは「気道（鼻、喉、気管支）はひとつだから、ある病気はそのすべてに関係する」という考え方です。アレルギー性鼻炎のひとは、気管支にも同様のアレルギー反応を持っていて、気管支に症状があらわれれば、それを気管支喘息と考えて治療することは理にかなっているわけです。

慢性的な状態の遅発型反応と急激に症状が出現する即時型反応とを併せ持ち、その上、難治化、重症化することがある気管支喘息は、アレルギー疾患の中でも昔から研究され、治療方法も多彩です。どういう物質に対して即時型反応を起こして症状が急激に出現するかは、気管支喘息の患者さんの場合、とても重要なことになります。

絶対に理解して！ アナフィラキシー

即時型アレルギーと遅発型アレルギーは、症状のあらわれ方の違いです。突然症状があらわれる即時型アレルギーが重症だった場合、命の危険がある緊急の状態であることは言うまでもありません。

それでは、即時型アレルギーの中で、「どんな即時型アレルギー症状に緊急性があるか？」についてお話ししましょう。

即時型アレルギーの症状は多岐にわたります。

先にお話ししたように、じんましん、目のかゆみ、嘔吐、咳などが症状として挙げられます。こうした症状がひとつずつの場合で軽度なら緊急性はありません。もちろん医療機関受診が必要な場合はありますが、一刻を争って救急車を呼ぶようなことは通常ありません。しかし即時型アレルギーでは、すぐに医療機関に搬送して治療をしないと命に関わる場合が存在します。

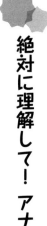

アナフィラキシーまたはアナフィラキシー・ショックという言葉をお聞きになったことがあると思います。

アレルギーの症状の中で、非常に速く状態が悪化して、緊急の治療が絶対に必要なのがアナフィラキシー・ショックです。アナフィラキシー・ショックはアナフィラキシーが進行し重症になった状態です。まずは、アナフィラキシーについて理解していただきましょう。そうすればアナフィラキシー・ショックについても理解しやすいと思います。

「食物アレルギーの診療の手引き２０１７」★（「食物アレルギーの診療の手引き２０１７」検討委員会）で、アナフィラキシーは「アレルゲン等の侵入により、複数臓器に全身性にアレルギー症状が惹起され、生命に危険を与え得る過敏反応」と定義されています。また同書の「総論」内の「臨床型分類」では「即時型症状」に分類されます。

つまり、**アナフィラキシーは「即時型アレルギー」の症状であり、「全身性」の症状である**、ということです。

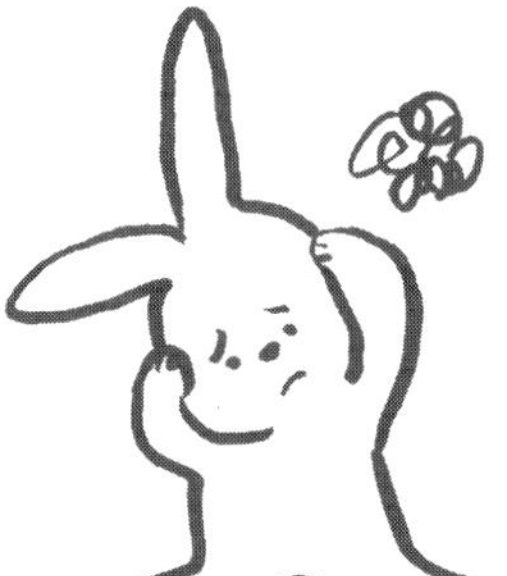

★https://www.foodallergy.jp/wp-content/themes/foodallergy/pdf/manual2017.pdf

いや、これでもまだ解説が足りませんね。「全身性」とはなんだろう？ と思いませんでしたか。ここをもっとハッキリとわかりやすくしましょう。

「アナフィラキシーガイドライン★」（日本アレルギー学会、２０１４年）では、アナフィラキシーの診断基準として、以下のように記載されています。

アナフィラキシーの診断基準

以下の3項目のうちいずれかに該当すればアナフィラキシーと診断する。

1. 皮膚症状（全身の発疹、瘙痒または紅潮）、または粘膜症状（口唇・舌・口蓋垂の腫脹など）のいずれかが存在し、急速に（数分〜数時間以内）発現する症状で、かつ下記a、bの少なくとも1つを伴う。
   a. 呼吸器症状（呼吸困難、気道狭窄、喘鳴、低酸素血症）
   b. 循環器症状（血圧低下、意識障害）
2. 一般的にアレルゲンとなりうるものへの曝露の後、急速に（数分〜数時間以内）に

★https://anaphylaxis-guideline.jp/pdf/anaphylaxis_guideline.PDF

発現する以下の症状のうち、2つ以上を伴う。
a. 皮膚・粘膜症状（全身の発疹、瘙痒、紅潮、浮腫）
b. 呼吸器症状（呼吸困難、気道狭窄、喘鳴、低酸素血症）
c. 循環器症状（血圧低下、意識障害）
d. 持続する消化器症状（腹部疝痛、嘔吐）

3. 当該患者におけるアレルゲンへの曝露後の急速な（数分〜数時間以内）血圧低下。収縮期血圧低下の定義：平常時血圧の70％未満または左記

生後1カ月〜11カ月	＜70mmHg
1〜10歳	＜70mmHg＋（2×年齢）
11歳〜成人	＜90mmHg

・Simons FE, et al.WAO Journal 2011;4:13-37, Simons FE.J Allergy Clin Immunol 2010;125:S161-81, Simons FE, et al. アレルギー2013; 62:1464-500 を引用改変

複雑そうにみえますが、**呼吸器、消化器、皮膚・粘膜症状があって、複数の症状があればアナフィラキシー**と診断できるということなんです。

つまり、こう考えればどうでしょう。

「腹痛とか嘔吐の消化器症状と、じんましんや目のかゆみを合併した場合」や「嘔吐（消化器症状）があって、咳き込みがひどくなる、または息苦しいといった呼吸器

症状が合併した場合」や「全身が腫れて（皮膚・粘膜症状）、息苦しさ（呼吸器症状）を訴える場合」など、**2つ以上の症状があったらアナフィラキシー**と考えられます。

呼吸器や消化器、または皮膚といった複数の臓器に症状があるということは、全身の血管に症状が起こりつつあるのです。全身性といわれるとわかりにくくても、「2つ以上の症状」なら簡単に理解できると思います。

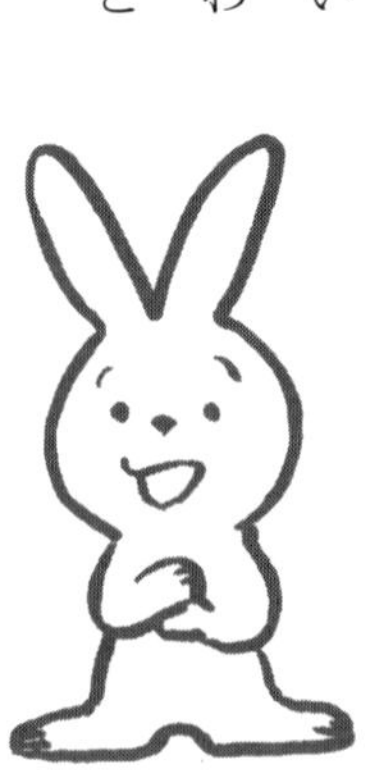

アナフィラキシーの症状が重篤になると、循環器症状である血圧の急激な低下が起こり、**アナフィラキシー・ショック**となります。重症例では症状発現から30分もしないうちにショックにまで至りますし、さらに重症だと不調を訴えてすぐにショックへと進行するケースもあります

アナフィラキシーを疑ったら、すぐに治療をする。もっと言えば、**アナフィラキシーを疑う**ことが重要です。

ようやく食物アレルギーについて

アナフィラキシーの治療については、食物アレルギーの説明をしてから、あらためて解説しようと思います。実際にアナフィラキシーに対応するのは、その多くが食物アレルギーに関わる場合です。ですから、まず食物アレルギーを理解していただければ、具体的な対応についてイメージしやすくなると思います。

食物アレルギーは、ズバリ、食物で生じるアレルギー反応の総称です。

食物は言葉の通り「食べる物」です。つまり、安全に口に入れて食べることができるものです。食べても安全なはずの食べ物で症状が出るのが、「食物アレルギー」です。

最初にお断りしておきますと、「食物アレルギー」は、広く定義すると「食べる物」で生じるアレルギー症状のことで、食べた場合だけではなく、皮膚に付着して起こる接触性皮膚炎などもふくまれます。多くのひとは「食べてなにか起こったら心配」な病気として「食物アレルギー」をとらえていますから、ここでは広義の「食物アレルギー」ではなく、「食物アレルギーの中でも食物を摂取した（食べた）場合に起こる症状」を食物アレルギーとしてお話を進めていきます。より専門的なアレルギーの本を読んだときに、定義が違うことで混乱しないでくださいね。

食物アレルギーも2つに分けられる！

すでにお話ししたように、食物アレルギーは「非毒性物質（毒ではないもの）」である食物を食べて、からだに異常が起こった状態です。フグにあたって呼吸困難を起こすのは、毒で起きているのであって、食物アレルギーではありません。でも、誰でも食べる卵が原因でじんましんが出たり呼吸困難が起こったりすれば、これは「食物アレルギー」ですね。

「食物アレルギー」もアレルギー反応ですから、2つに分類できます。「即時型」の食物アレルギーと、「遅発型」の食物アレルギーです。

たとえば「遅発型」食物アレルギーの例には、「乳児のアトピー性皮膚炎」があります。２歳未満の子どもは消化器や皮膚、そしてからだの中の免疫機構が発育途上のため、成人とは違ったアレルギー反応があるのです。ある種の食べ物を摂取し続けることで、アトピー性皮膚炎の症状が悪化します。しかしアレルギーの原因となる食物を食べて、すぐに皮膚の症状が悪化するということは普通ありません。あくまでも「遅発型」です。ですから診断はとてもむずかしく、アレルギーが疑われる食物を摂取し続けると徐々に皮膚の症状が悪化し、摂取を中止することで徐々に症状が改善されるのを確認しなければなりません。

では、食物アレルギーの場合の即時型アレルギー反応はどういうものでしょうか？

食物アレルギーの即時型アレルギー反応は「原因食物を摂取して２時間以内に症状があらわれたもの」と定義されています。「食物アレルギー診療ガイドライン２０１６《２０１８年改訂版》」（日本小児アレルギー学会食物アレルギー委員会）（以下、「食物アレルギー診療ガイドライン」）では、次ページの**表１**にあるような症状が示されています。

びっくりですね。こんなにたくさんあります。

表 1 ■食物アレルギーの症状

臓　器	症　状
皮　膚	紅斑、蕁麻疹、血管性浮腫、瘙痒、灼熱感、湿疹
粘　膜	結膜充血・浮腫、瘙痒感、流涙、眼瞼浮腫、鼻汁、鼻閉、くしゃみ、口腔・咽頭・口唇・舌の違和感・腫脹
呼吸器	喉頭違和感・瘙痒感・絞扼感、嗄声、嚥下困難、咳嗽、喘鳴、陥没呼吸、胸部圧迫感、呼吸困難、チアノーゼ
消化器	悪心、嘔吐、腹痛、下痢、血便
神　経	頭痛、活気の低下、不穏、意識障害、失禁
循環器	血圧低下、頻脈、徐脈、不整脈、四肢冷感、蒼白（末梢循環不全）

→これらの多くは即時型反応として観察されるが、一部に非即時型反応も含まれる。アナフィラキシーは「アレルゲン等の侵入により、複数臓器に全身性にアレルギー症状が惹起され、生命に危機を与え得る過敏反応」と定義される。

出典：「食物アレルギー診療ガイドライン 2016《2018 年改訂版》」p.24

食物アレルギーの即時型反応には多くの症状があるため、「あれもこれも食物アレルギーかもしれないから、お医者さんで診断してもらわなきゃ」と考えられがちです。確かに危険な食物アレルギーには適切な対処が必要です。その場合は、放置せず、医療機関で確かな診断を受けなくてはなりません。

ではこれからどうやって食物アレルギーを診断するのか、解説しましょう。

誤解がいっぱいの食物アレルギーの診断

「アレルギーかもしれない症状が出た。食べたものと関係があるかもしれないから調べてほしい」

こうした場合、医療機関では、はじめに詳しいお話を聞くことになります。優秀な医者ほど根掘り葉掘りたずねます。今までアトピー性皮膚炎や気管支喘息、アレルギー性鼻炎などを疑われたり指摘されたりしたことはないか？　家族にアレルギーのあるひとはいないか？　今回症状が出る前に、なにを、いつ、どのくらいの量を、どんな調理方法で食べたのか？　その日の体調はなにも変わりなかったか？　カゼの症状などはなかったか？　食事の前や後に激しい運動をしなかったか？　食べてからどのくらいの時間でどのような症状からはじまったのか？　その症状はどのくらい続いたのか？　まだ症状が残っているなら、それはどのような症状なのか？　今までこうした症状はなかったか？　以前同じものを食べたことはないか？　食べたとしたら調理方法や量に違いはないか？　などなどなど。

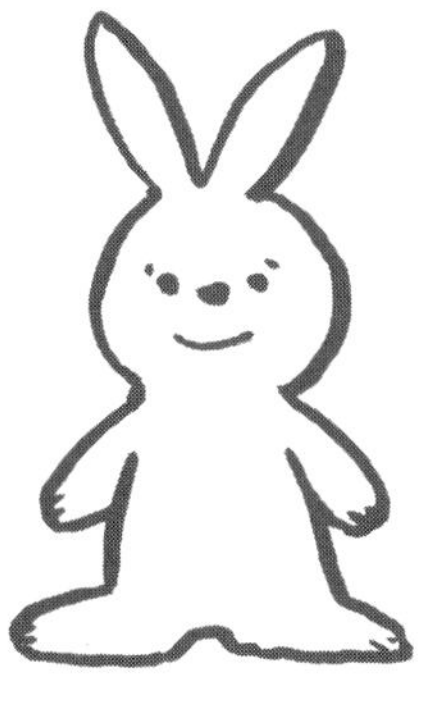

「医者なんだから診察すればわかるでしょう」「そんな面倒なこと聞かずに、血液検査ですぐにはっきりさせてよ！」と言いたくなるかもしれません。

実際、血液検査でアレルギーがあるかどうかわかると思って医療機関を受診される患者さんはたくさんいらっしゃいます。なかには保育園で食物アレルギーが疑われて、血液検査を受けてくるように勧められて受診したという患者さんもいらっしゃいます。「保育園で言われたんだから、早く血液検査をしてください。してもらわないと困るんです」という具合です。

これはとても大切なことですから、先に結論を言っちゃいましょう。**血液検査では、食物アレルギーがあるかどうかは診断できません。**

ガーン！　ですね。そうなんです。血液検査である食材に陽性反応が出ても、食べられないということはありません。食べても症状が出なければ食物アレルギーと考える必要はありません。

血液検査で陽性というのは、その食物に「感作」されていることを示します。**「感作」というのは、からだの中でその物質を記憶している**

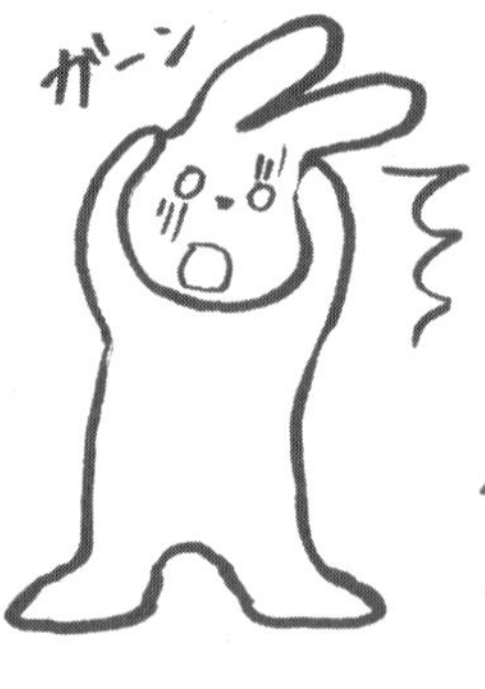

食べても症状がなければ、
食物アレルギーと考える必要はありません。

という意味です。この記憶が症状を引き起こせば食物アレルギーですが、症状がなければ、単にからだがある物質の記憶を残しているということに過ぎません。

「でも医療機関では必ずといっていいほど血液検査するじゃないか」とお思いの方も多いのではないでしょうか。

前出の「食物アレルギー診療ガイドライン」では、「食物アレルギーは、特定の食物摂取によりアレルギー症状が誘発され、それが特異的IgE抗体など免疫学的機序を介する可能性を確認することによって診断される」となっています。この「免疫学的機序」を調べる方法が血液検査です。「なんだ、やっぱり血液検査が必要なんだ!」と思うかもしれませんが、きちんと読めばその解釈は誤りだということがわかります。

「食物アレルギー診療ガイドライン」には、診断の流れを解説したチャート図が載っています**(次ページの図1)**。

まず「症状出現」があり「詳細な問診」がはじめの一歩。問診で「アナフィラキシーである　もしくは原因抗原が容易に予測できない」場合、つまり**重症であるか、**

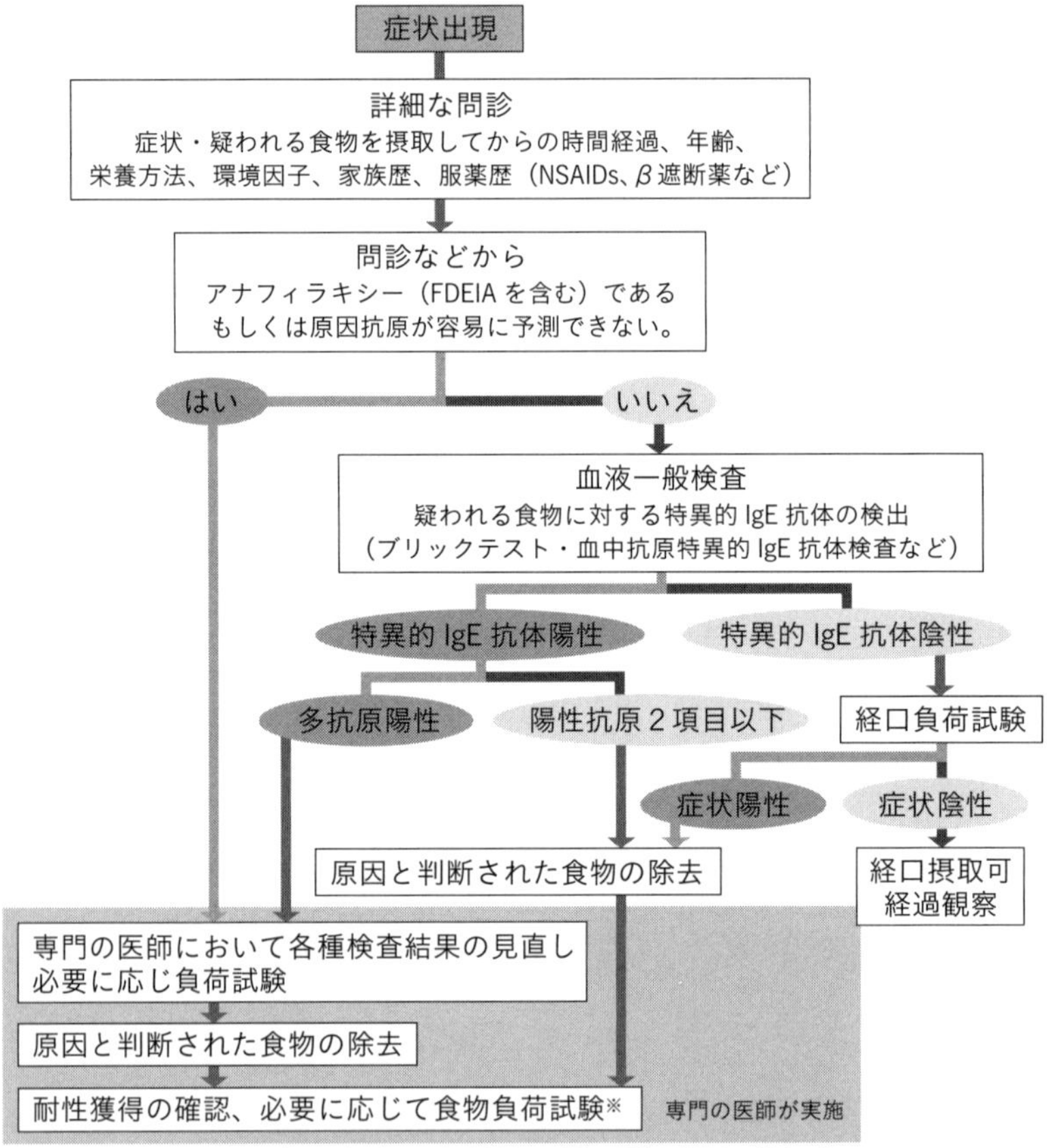

※学童期以降発症の即時型症例は一般的に耐性を獲得する頻度は低い

即時型食物アレルギーの専門医紹介のタイミング
1）原因食物の診断が難しい場合や原因不明のアナフィラキシーを繰り返す場合
2）遷延する食物アレルギーに対する診断の見直しや栄養指導が必要な場合
3）耐性獲得の確認・リスクアセスメントのための食物経口負荷試験が必要な場合

（『食物アレルギーの診療の手引き 2014』より転載）

→即時型アレルギー反応で発症し、食物アレルギーの関与が疑われる場合は、詳細な問診の上、疑われた食物について免疫学的検査を行う。原因食物が容易に予測できない場合はアレルギー専門の医師に紹介する。誘発された症状がアレルギー反応であるか疑わしい、複数の原因食物が疑われる、誘発閾値量や症状の重症度を決定したい、といった場合には、食物経口負荷試験による確定診断を行う。

出典：「食物アレルギー診療ガイドライン 2016《2018 年改訂版》」p.83

図 1 ■食物アレルギー診断のフローチャート（即時型症状）

経過からはなにが原因だったかわからない場合は、「専門の医師において各種検査結果の見直し　必要に応じ負荷試験」となっています。血液検査でわかるなんて書いてありませんね。「負荷試験」というのは、正確には**「食物経口負荷試験」**といい、実際に食べて症状が出るかどうかをみる試験です。

問診で「アナフィラキシーである　もしくは原因抗原が容易に予測できない」に対して「いいえ」の場合、つまりアナフィラキシーのような重篤な症状はなく、原因が予測可能な場合はどうでしょう。軽症または原因がはっきりしているケースでは、血液検査をおこないます。しかしそれでは終わらないのです。血液検査で結果が陽性の場合は、それが原因である可能性はかなり高いと考えられます。原因が2種類以下で管理が容易な場合は、まず食物除去をおこないますが、最終的には食べて大丈夫かどうか、食物経口負荷試験をおこなうことになっています。3種類以上の場合、安易に食物除去をおこなうと患者さんの生活に影響が出て管理がむずかしくなります。この場合は、「専門の医師において各種検査結果の見直し　必要に応じ負荷試験」となっています。

問診で、軽症または原因がはっきりしている場合におこなった血液検

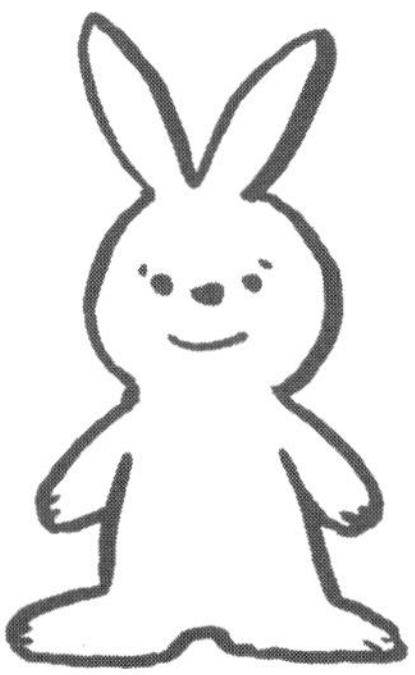

査で陰性だった場合はどうでしょう？　血液検査で陰性ですが大丈夫とはなりません。この場合は食物経口負荷試験、つまり原因と考えられる食物を食べて症状が出るかどうかの検査をおこないます。症状が出れば食物アレルギーと診断されます。症状が出なければ、そのまま食事摂取を続けて問題なしとなります。結局、血液検査が陽性でも陰性でも、最終的には食物経口負荷試験が必要だということですね。

ここでご理解いただきたいのは、**血液検査は補助的な検査に過ぎない**ということです。

重症のアナフィラキシーを起こした患者さんに、「また同じ症状が出るかどうか、食べてもらってはっきりさせよう」というわけにはいきません。命に関わる症状が出るかもしれないのですから。まずは血液検査でどの食べ物が問題なのかを調べます。ある程度原因食物がしぼれたら、今度はどのくらいまで安全に食べられるか、またはほんの少しでも重症のアレルギーが出現するかを、慎重に食物経口負荷試験をおこなって確認します。確認することで、日常生活を安心して送れるようになるわけです。

以前は食物アレルギーを疑って血液検査をして、結果が陽性なら、それを証拠に食物アレルギーと診断して食物制限をおこなう場合がよく見受けられました。しかし、これでは食べても問題のないケースや、症状が出る場合でも少量なら食べられる、または加工品なら大丈夫といったケースすべてで食物除去されることになります。

食物アレルギーの診断は、食べて症状が出ることにつきます。**食べても症状が出ないのに血液検査の結果だけで食物アレルギーと診断してはいけません。**

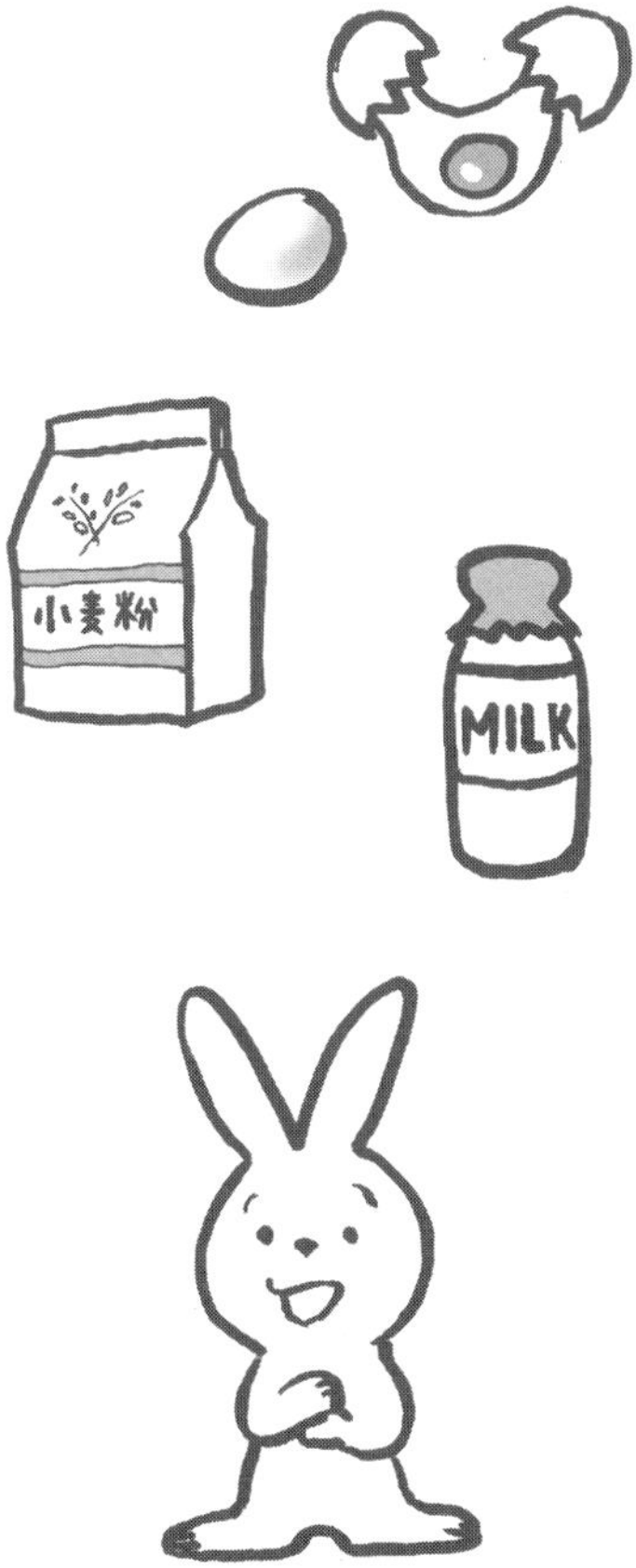

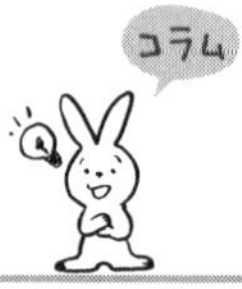

アトピー性皮膚炎

子どものアトピー性皮膚炎がご心配の方はたくさんいらっしゃいます。自分がアトピーだから、気管支喘息だから、子どもにもアレルギーがあるんじゃないか、湿疹が強いからアトピーじゃないか、と心配はつきません。

実はこのアトピー性皮膚炎、これだけ多くのひとが困っているのに、まだまだわからないことも多い疾患なんです。その上、最近では新しい研究によって、今まで正しいとされてきたことが間違いだったのではないかとさえ言われるようになってきました。ここでは、新しい研究もふくめて、あらためてアトピー性皮膚炎を考えてみたいと思います。

かつて、アトピー性皮膚炎は、食事によって悪化するから食事の制限が必要であり、食事の制限をすることで「アレルギーマーチ」といわれるアレルギーの重症化が防げるのではないかと考えられていました。しかし現在、これは誤りだということがわかってきました。**アトピー性皮膚炎には原則として食事の制限は必要ありません。**食事の制限をしても悪化は防げません。**かえって食事制限をすることで重症の食物アレルギーになる可能性も言われています。**

最近明らかになったことのひとつが、アトピー性皮膚炎の多くの場合に、

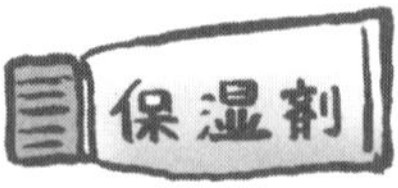

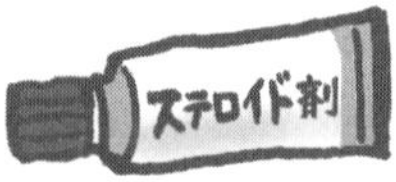

フィラグリンという皮膚の構成成分に生まれつきの異常があるということです。フィラグリンに異常があると、皮膚の保護機能が低下して湿疹や炎症を起こしやすくなり、アトピー性皮膚炎になるのです。ですから、アトピー性皮膚炎に対して食事制限しても症状が完治することはありません。

またアトピー性皮膚炎は、皮膚への適切な軟膏治療によって良好な状態に保たれることがわかってきたので、成長に影響がある子どもへの食物制限は推奨されなくなりました。さらに、むしろ原因物質を早期から食べることで食物アレルギーの予防になる可能性が示されていることから、アトピーがあるからといって食べることを控えていると食物アレルギーになってしまうかもしれません。

日本小児アレルギー学会では食物アレルギーの予防のため、アトピーや強い湿疹のある6カ月未満の乳児には、医師の指導の上で6カ月頃からの鶏卵摂取を勧めています。★

アトピー性皮膚炎にはまだわかっていないことがたくさんあります。これからも研究が進むことで、また治療や指導に変化が起こるかもしれません。多くの子どもたちが苦しんでいるアトピー性皮膚炎、よりよい治療法が出てきてくれることを祈ります。

★「鶏卵アレルギー発症予防に関する提言」の解説：患者・一般の皆様へ
2017年10月12日 日本小児アレルギー学会食物アレルギー委員会
https://www.jspaci.jp/uploads/2017/10/69f6d7cc633708191f30fdad9b699c96.pdf

診断したら次は治療について

食物アレルギーの診断がついたら、次は治療です。ある食べ物で症状が出た。医療機関で血液検査をしたら陽性であり、食物経口負荷試験でも症状が確認された。その場合、残念ながら食物アレルギーと診断されます。

では、食物アレルギーの治療はどうしたらいいのでしょうか?

まず即時型アレルギー反応の場合です。食べて症状が出ることが明らかであり、問診や血液検査で原因食物が特定できている場合は、その食物を食べないこと、食物除去が基本となります。「やっぱり! 食べちゃダメなんだ!」とお思いになるかもしれません。でもちょっと待ってください。ココは大切なところですから、落ち着いて読んでくださいね。

即時型アレルギー反応を起こす食物アレルギーの場合、どれだけ食べられるか(量)、どういったものなら食べられるのか、加工品は食べられるか(質)を見極めることが大切です。**少量または加工品などが食べられるのなら、症状の出ない安全な量**

と質の範囲で食物は摂取してかまいません。症状が出現する量と質のみを除去します。少しずつ食べてもいいと言われても、食べていると症状が悪くなることはないのか？と心配される方もいますが、大丈夫です。**食べて大丈夫な範囲での食物摂取が、アレルギー症状を悪化させることはありません。**

安心しましたか？乳幼児に多い食物アレルギーに、卵アレルギーがあります。卵は、しっかり加熱したり加工したりすることで抗原性（アレルギーの起こしやすさ）を減らすことができます。半熟のゆで卵や目玉焼きだと症状が出る場合でも、加工した卵が食べられる場合も多いのです。たくさん食べると症状が出るお子さんでも、ケーキひと切れぐらいは大丈夫な場合はたくさんあります。安全な範囲の量と質をきちんと判断しておけば、お誕生日のケーキだって食べられます。まったく食べられないのとある程度食べられるのとでは、子どもでも、いわゆる生活の質（QOL：Quality Of Life）にものすごく差が生じます。

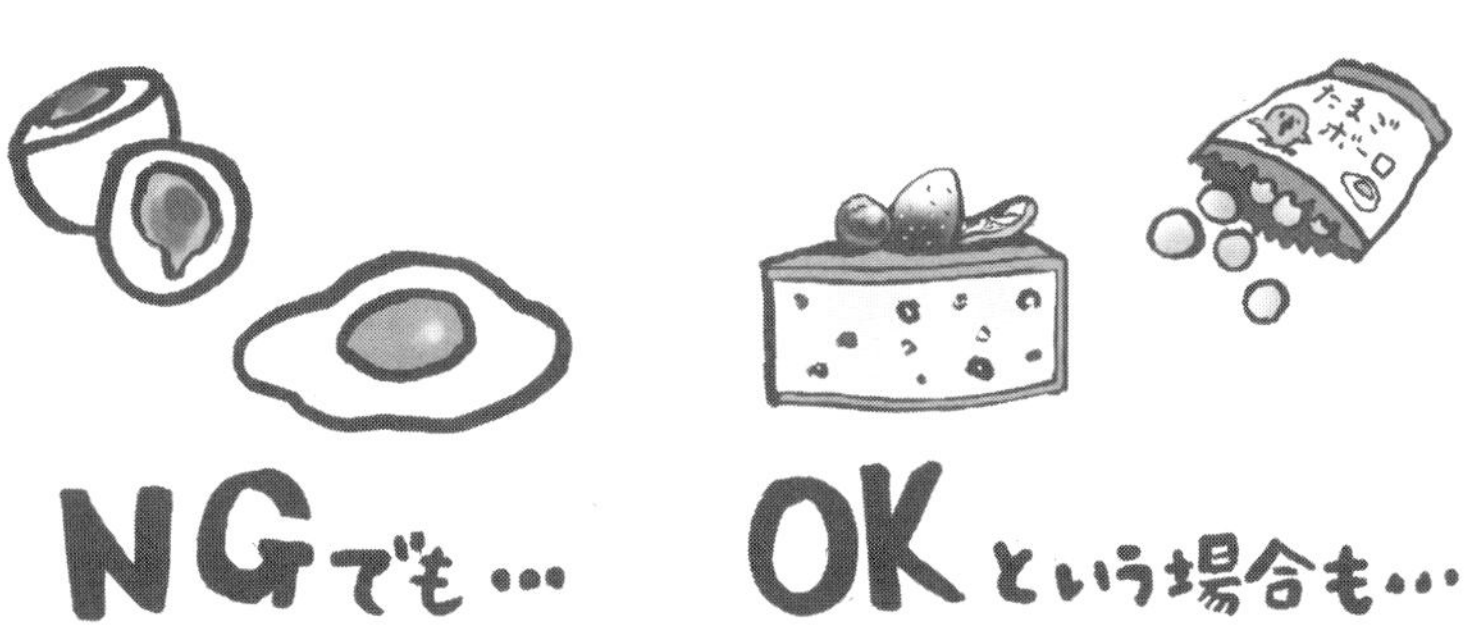

「ケーキが食べられるかどうかなんて大した問題じゃない」という意見もあるかもしれません。しかし、卵を使ったお菓子や食品、または料理のツナギや少量なら卵をおかずに使えることは、子どもの成長を栄養面から助けます。そして多くの食品を食べられることは社会性や情緒の発達にも関係します。加工品が食べられれば、食品の原材料ラベルで神経質になる必要もなくなります。どうです？　いいことだらけでしょう。

食物アレルギーと診断された場合でも、原因となる食品を、どの程度、どういうかたちなら摂取可能か、食物経口負荷試験をおこない、主治医の先生とよく話し合うことが必要です。

食べない以外の治療はないの？

もちろん、ほんの少量で命に関わるような症状を起こしてしまう重症の食物アレルギーの場合もあります。その場合は、外食時には注文メニューの材料を細かく確認し、口にする食品の製造ラインでアレルギーの食品が扱われているかどうかまで気にしなければなりません。命に関わることですから、おろそかにするわけにいきません。

食べなきゃいいと言ったって、子どもはいつどこでなにを口にするかわかりません。アレルギーの症状から完全に解放されなくても、微量なら食べても大丈夫になればずいぶんと楽なのにと、誰でも考えるのではないでしょうか。実はこの数年、重症のアナフィラキシーに対して、症状を起こしにくくする、または症状を起こさなくする治療が試みられているのです。

これは**経口免疫療法**または**経口ワクチン療法**などと呼ばれています。ここでは経口免疫療法で統一しておきましょう。

でも、その前に説明しなきゃいけないことがあります。

それは、なぜどのように食物アレルギーになってしまうかということです。食物アレルギーになる原因がすべてわかっているわけではありませんが、ここ数年で今まで考えられてきたことが覆されるような研究が発表され、それと同時に食物アレルギーの予防と治療が大きく変わってきたのです。

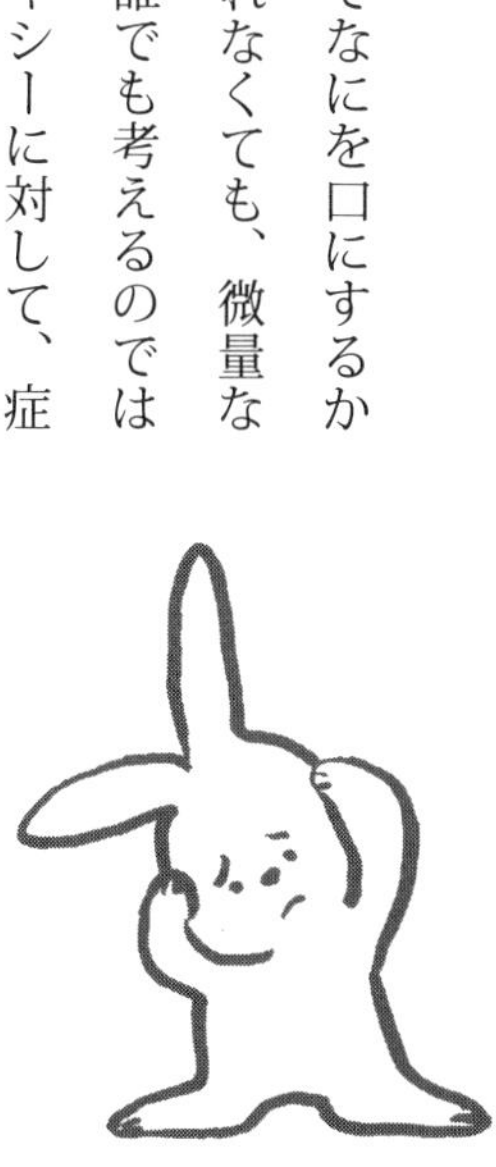

ですからここでは、ちょっと遠回りですが、なぜどのように食物アレルギーになってしまうかを解説することにします。

食物アレルギーってどうして起こるの？

食物アレルギーを予防するためには、キケンな食物を食べるのを遅くするべきだって思っていませんか？　そうなんです。以前は、食物アレルギーを起こしやすい食べ物をはじめるのは、できるだけ遅い方がいいと言われていたのです。えっ、今でもそう思ってました？　それはちょっと困りました。この10年ぐらいでその考え方はほとんど払拭されたのです。もちろん以前の考えを広めたのは医者ですから、今でもそれを信じているひとがいる責任は医者にあります。医者の端くれとして、ここでハッキリと、**食物アレルギーの危険性は食べるのを遅らせても少なくならない、反対に危険性が増す**ということを説明したいと思います。

結論から言いましょう。食物アレルギーは、炎症を起こしている皮膚への原因食物の曝露（接触）が原因なのです。食べることは反対に食物アレルギーの予防になるのです。

このメカニズムについては、日進月歩であり次々に新しい発見があるのですが、今までわかっていることを簡単にまとめてみます。

まず炎症を起こした皮膚とは、湿疹などで荒れた皮膚と考えていただくとわかりやすいと思います。炎症を起こしている皮膚には、炎症を起こすもとのさまざまな免疫に関係する多様なリンパ球が集まっています。この多様なリンパ球を、食物アレルギーを起こす原因食物（アレルゲン）が刺激することで、食物に対する抗体（免疫の一種であるIgE抗体）が作り出され、マスト細胞と結合します。人間の免疫メカニズムは、IgE抗体と結合したマスト細胞が、アレルゲンに対して作用することを記憶します。こうした免疫システムが作られた後に、口から食物を摂取して消化管からアレルゲンが吸収されることで、免疫システムが作動して、自分の身体を攻撃しはじめます。これが食物アレルギーのメカニズムです。

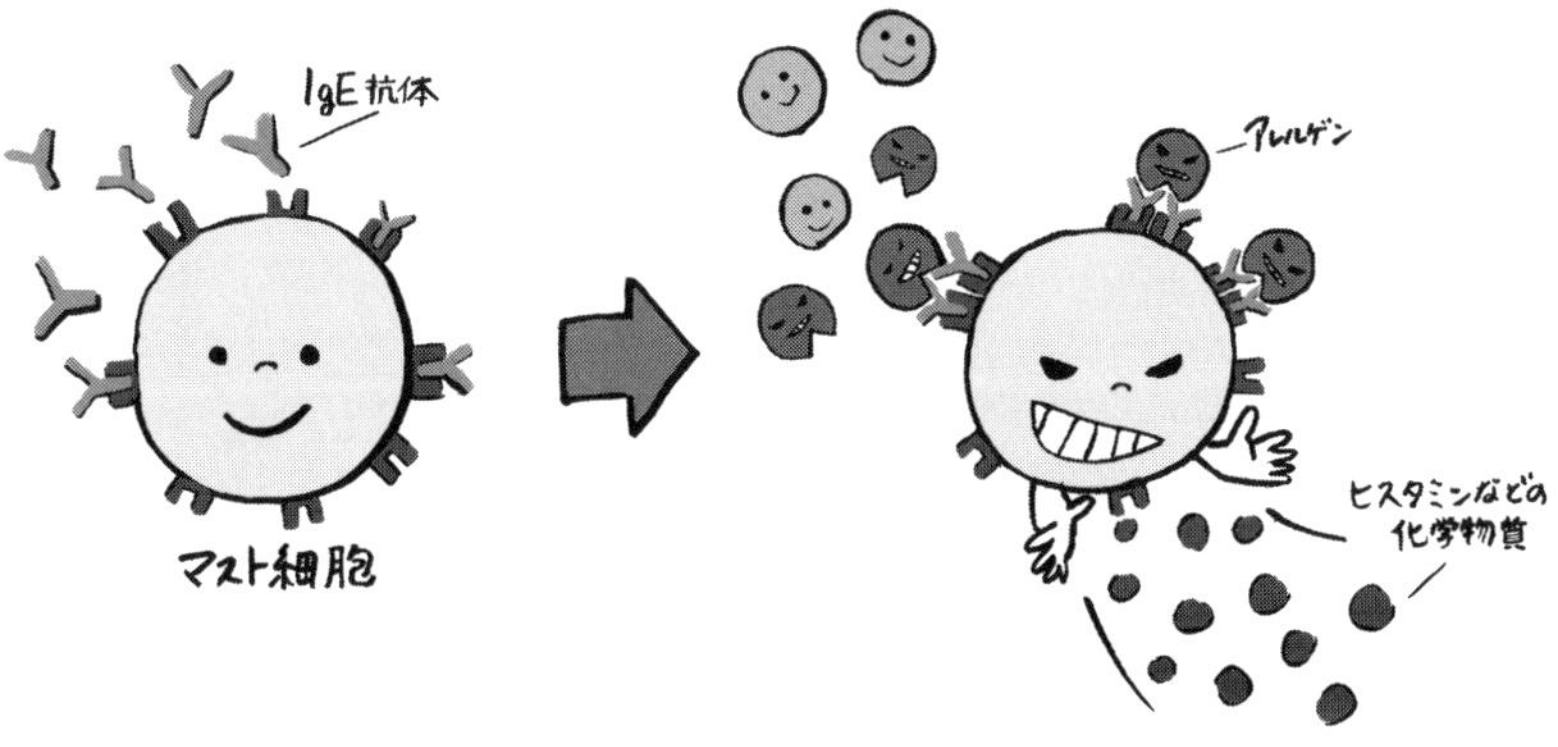

つまり**食物アレルギーになる原因は、荒れた皮膚から入り込んだ食物成分が免疫に作用すること**なのです。食べることで食物アレルギーになるわけではありません。だから**アレルギーを心配して食べる時期を遅くしても食物アレルギーは予防できません。**

そのうえで、最近では腸管で起こる免疫反応と皮膚で起こる免疫反応との違いから、生後早期から食物を摂取することで食物アレルギーを予防できるのではないかという研究が進んでいます。実際にピーナッツアレルギーに関しては、生後4カ月から摂取を開始するとピーナッツアレルギーになりにくいという研究結果が出ています。★ 反対に**食べる時期を遅くすると食物アレルギーになりやすい**ということでもあります。

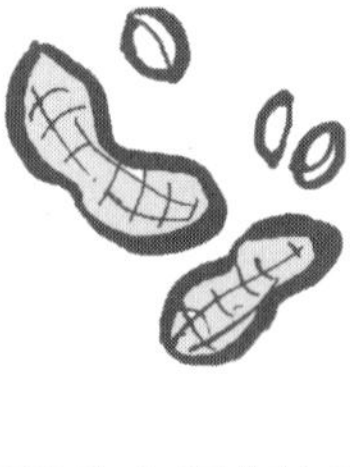

重症例こそ経口免疫療法

では経口免疫療法にもどりますね。これでおわかりのように、早期から食べることが食物アレルギーの予防になりますから、すでに食物アレルギーになってしまった場

★N Engl J Med. 2015 Feb 26;372(9):803-13. doi: 10.1056/NEJMoa1414850. Epub 2015 Feb 23. Randomized trial of peanut consumption in infants at risk for peanut allergy. Du Toit G, Roberts G, Sayre PH, Bahnson HT, Radulovic S, Santos AF, Brough HA, Phippard D, Basting M, Feeney M, Turcanu V, Sever ML, Gomez Lorenzo M, Plaut M, Lack G; LEAP Study Team.

合は、少しずつ食べることで治療をしようというのが経口免疫療法です。症状が出ない程度の量のアレルギー原因食物を食べることで、消化管の免疫作用によって症状を出さない、または軽くすることができるのではないかという考え方にもとづきます。

経口免疫療法は、今までの「食物アレルギーは食べないことが治療」に反して、**食べることで治すという画期的な治療法**なのです。ただ、この治療がはじめられてからまだ間がないので、どのような食品を、どのようなかたちで、どのくらいの量を、どの程度の食物アレルギー患者さんに与えていくのか、増やす方法はどうしたらいいのかなど、実施している施設で方法に差があります。アレルギー関係の学会では経口免疫療法をおこなっている大きな施設の専門の先生たちが、ご自身の施設での研究結果を盛んに発表しています。

経口免疫療法は基本的に、重症の食物アレルギーの患者さんが対象となります。アレルギーを起こす食品を摂取すると命に関わるような患者さんなので、経口免疫療法で少量ずつ食品を摂取する場合でも、慎重におこないます。万が一に症状が出てしまった場合でも重症にならないように注意しながら実施されます。治療で症状が出るのが怖いと思うひともいるかもしれません。でも、まったく食べられないのとくらべ、少量であれば食べても症状が出ないようになることは、社会生活をする上でも、とても大きなメリットとなります。

「この前、○○を食べたら食物アレルギーで強い症状が出て、入院になっちゃって怖い」という方は、ぜひ専門病院に問い合わせて、経口免疫療法を試されることをお勧めします。

原因から考えてみる予防法

それでは、ここで食物アレルギーの予防方法について考えてみたいと思います。

食べることで食物アレルギーになるわけではないことは、ご理解いただけたと思います。すでにご紹介しましたように、ピーナッツの食物アレルギーには、生後早期からの摂取が予防に有効であることが確認されています。卵など他の食品についても早期からの摂取が予防になるかどうか研究されましたが、残念ながらピーナッツほどの効果はありませんでした。

なぜピーナッツ以外の食物では、生後4カ月からの摂取がそれほど有効ではなかったのでしょう？ その理由として、**生後４カ月の時期には、すでに食物への曝露によって食物アレルギーを起こす免疫が作られているから**ではないかと考えられているのです。生後早期に、荒れた皮膚への食物曝露が食物アレルギーを起こす免疫反応を形成してしまう（＝感作される）ために、４カ月からの食物摂取では間に合わないというわけです。

ではどうするか？ 皮膚を正常に保てばいいのです。**正常な皮膚からは、食物の曝露があってもアレルギーにつながる免疫反応は起きません。**ですから、いつも皮膚を正常な状態に保つことで、食物アレルギーが防げるのではと考えられています。国立成育医療研究センターの大矢幸弘先生のグループは、生後６カ月まで保湿剤により皮膚を保護することでアトピー性皮膚炎の発症が少なくなること、そして食物アレルギーに関連する免疫抗体（IgE抗体）の上昇が抑制されることを証明しました。★ 大矢先生が中心となったこの研究は、食物アレルギー予防に大きく貢献すると考えられ、世界中から注目されています。

現在までのところ、皮膚を正常に保つことでどのくらい食物アレルギーが

★・Journal of Allergy & Clinical Immunology (11.248) Vol. 134, Issue 4, October 2014. Application of Moisturizer to Neonates Prevents Development of Atopic Dermatitis. Horimukai K, Morita K, Narita M, Kondo M, Kitazawa H, Nozaki M, Shigematsu Y, Yoshida K, Niizeki H, Motomura K, Sago H, Takimoto T, Inoue E, Kamemura N, Kido H, Hisatsune J, Sugai M, Murota H, Katayama I, Sasaki T, AmagaiM, Morita H, Matsuda A, Matsumoto K, Saito H, & Ohya Y

・Clin Transl Allergy. 2018 Nov 23;8:47. doi: 10.1186/s13601-018-0233-8. eCollection 2018. Early aggressive intervention for infantile atopic dermatitis to prevent development of food allergy: a multicenter, investigator-blinded, randomized, parallel group controlled trial (PACI Study)-protocol for a randomized controlled trial. Yamamoto-Hanada K, Kobayashi T, Williams HC, Mikami M, Saito-Abe M, Morita K, Natsume O, Sato M, Iwama M, Miyaji Y, Miyata M, Inagaki S, Tatsuki F, Masami N, Nakayama SF, Kido H, Saito H, Ohya Y

予防できるのかは、はっきりわかっていません。しかし、今後明らかになる可能性は高く、少なくとも乳児期早期から皮膚の保湿に気を付けて、皮膚への食物の曝露を減らすことは決してムダにはなりません。

ちなみに、なぜ生後早期に食物への感作が起こるのか、また、なぜある種の食物には感作が起こり、ほかの食物には起こらないかの理由も、現段階ではわかっていません。

食物間でアレルギーが起こる差については、アレルギーの原因であるタンパク質の種類によるのではないかとも言われています。ピーナッツアレルギーの予防によって、同様のタンパク質を持つ他のナッツのアレルギー予防ができないかという研究があります。でも、残念ながらまだはっきりとした成果は出ていません。

生後早期に皮膚からの感作が起こる理由については、先ほどの大矢先生のチームが糸口をつかみました。大矢先生たちは、日本の子どものいる家庭の布団には、卵のタンパク質が多く存在することを証明しました。外国の研究では、家のホコリの中にあるピーナッツのタンパク量とピーナッツアレルギーとの関係が証明されています。布

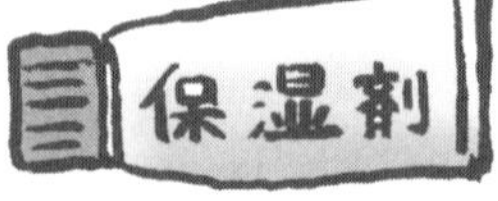

団に卵のタンパク質が多く存在することと、卵アレルギーとの関係を証明する第一歩というわけです。家の中のホコリなどに存在する食物のタンパク質が、皮膚を介してアレルギーを起こすというのが現在考えられている理論ではあります。

だったら、母乳の中のタンパク質はどうなのよ？　というご質問がありそうです。実は、これは逆の問題を生んでいたのです。10年以上前、食物アレルギーの子どもには母乳の中のアレルギーの原因物質が悪さをするから、授乳中の母親は卵や牛乳などを控えるべき！　という、今考えればナンセンスな指導がおこなわれていました。母乳の中にいったいどれだけのアレルギーを起こすタンパク質が存在するというのでしょう？　母親の消化管で消化されて血液中に入って、めぐりめぐって母乳になるわけで、多少の血液が混入したとしても極々微量しかアレルギーを起こすタンパク質は存在しません。もちろん**母乳でアレルギーが悪くなることはありません。**

では、母乳の中のタンパク質でアレルギーが予防できないか？　残念ながら母乳だと食物アレルギーが予防できるというデータはありません。食物アレルギーの予防についてはまだまだ謎が多いのです。

家庭での食物アレルギーへの対処法

最新の研究をふくめて解説してきましたが、保育園やご家庭のみなさんにとっては、最新の医学的知識を理解するより、手っ取り早く「なにを」「どうしたら」いいのかを簡単にお知りになりたいのではないかと思います。

ここからは今までのところを、具体的な方法にまとめてお話ししようと思います。でも、「あれ？ おかしいな」とか「なんでかな？」と思ったら、もういちどこれまでのところを見直してみてくださいね。深い理解が、アレルギーのお子さんがよりよい生活を過ごすための、大きな手助けになります。

さて、まず食物アレルギーとは診断されていないけれど、アレルギーになってしまうのが心配な場合です。

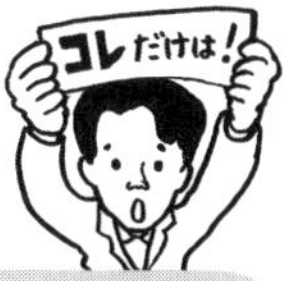

食物アレルギーと診断されていないが心配な場合に家庭ですること

- **保湿剤を使って皮膚を健康な状態に保つ**
- **離乳食はアレルギーを恐れず、適切な時期に適切に進める。決して遅らせてはならない。**

以上です。

アトピー性皮膚炎と診断されている場合は、皮膚のケアはもっと重要になりますね。医師の指示のもと、適切な軟膏（ステロイドなど）によって皮膚を健康な状態に保ちましょう。

では、すでに食物アレルギーと診断されている場合はどうしたらいいでしょう？

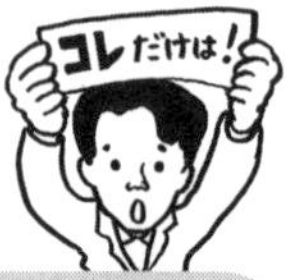

食物アレルギーと診断されている場合に家庭ですること

- 食物アレルギーで食物制限（除去食といいます）が必要なら、最小限にします。**不必要な食物除去がないように、主治医とよく話し合いましょう。**
- 食物制限がある場合でも、加工品、または少量なら食べられることも珍しくありません。食品をどのようにすれば食べられるのか、食べられる量はどれだけなのか、主治医と話し合って、**食べられるだけ食べ続けることが**食物アレルギーを治す助けになります。
- **食物アレルギーの対象ではない食物に対しては、怖がることなく適切な時期に食べはじめていきましょう。**アレルギーがあるからといって、食物の摂取自体を遅らせてはいけません。

重症の食物アレルギーの場合、誤食（間違えて食べてしまうこと）もあり得ます。**緊急時の対応について主治医からしっかりと説明を受けましょう。**

アトピー性皮膚炎を合併することも多いので、**皮膚のケア**はしっかりとしましょう。**荒れた皮膚は食物アレルギーを悪化させる要因です。**

非常に重症の食物アレルギーの場合、ほんのちょっとした誤食でも危険な場合があります。**専門病院で経口免疫療法について相談しましょう。**最重症の食物アレルギーの場合、万が一に誤食しても軽い症状ですむようになることは大きな助けになります。ぜひご一考くださいね。

いちど食物制限が必要になっても、その後に食べられるようになることはよくあります。**定期的に主治医に診てもらい、適切な時期に遅らせることなく食物制限の解除をしてもらいましょう。**

保育園ではどうするの？ ゼッタイするべきこと

では食物アレルギーのお子さんを、保育園ではどうケアしたらいいのでしょうか？保育園は集団生活の場所です。食物アレルギーのないほかのお子さんたちと一緒に集団保育生活を送ることになりますから、家庭とはちょっと事情が変わります。

まず一番気になるのはお昼ご飯とおやつです。食べると症状が出てしまう食材は、保育園でも与えることはできません。厚生労働省の「保育所におけるアレルギー対応ガイドライン（２０１９年改訂版）」では、アレルギーを起こす食材は「完全除去」を原則として、具体的にどのように対応するかは保育園と保護者で話し合って決定するように指示されています。「完全除去」とは、加工品や少量の食材なら安全に食べられる場合でも、完全に除去をして与えないという意味です。たとえば、卵アレルギーのお子さんで、たまごボーロのような加工品や固ゆで卵は大丈夫だけど、半熟卵の目玉焼きだと症状が出てしまうといったときにも、加工品をふくめて卵の使用されている料理はすべて除去するのです。これは「誤食による事故を防ぐため」とされています。

食物アレルギーの場合、やはりその食材を食べさせない、除去することが保育園では絶対的に必要となります。

保護者の方は、保育園に、「なにを」「どのような形で」「どのくらい」食べると「どのような症状」が出て「どういった対処」が必要かを伝えて、話し合う必要があります。また保育園で初めて食べた食品で症状が出てしまう場合もありますから、**すべての食品、食材について、まずはご家庭で食べさせて安全を確認してから、保育園で食べさせる**ことも大切でしょう。

私が所属している川崎市医師会保育園医部会は、川崎市と協議して、市の認可保育所では、食物アレルギーがあるお子さんでも誰でも入所できるようにしています。入所の際には、食物アレルギーで食物除去が必要であることを記した、主治医による「主治医意見書」の提出を保護者の方にお願いしています。

これは、食物アレルギーのあるお子さんを安全に保育するための医学的判断にもとづく指示を、保育園が確認することを目的としています。

これにより、食物アレルギーのあるお子さんは保育園での食事において

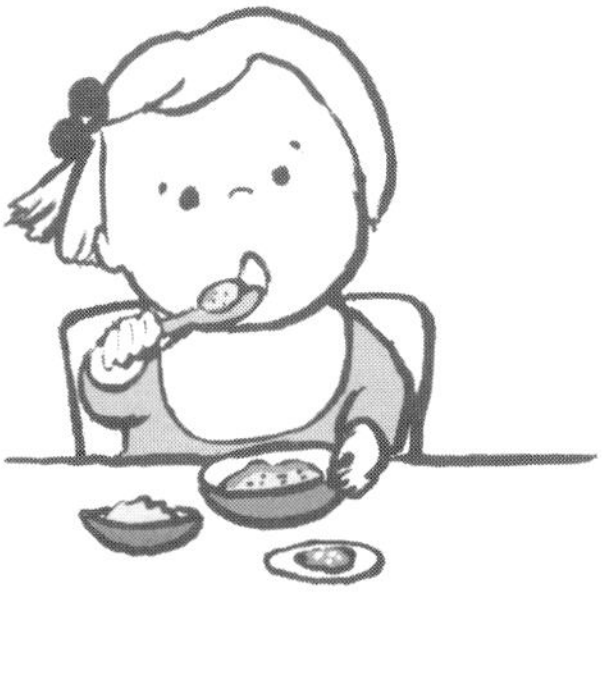

除去食の対応が可能となりますし、もし誤食した場合でも、保育スタッフが早期に症状を把握し、適切な対応をおこなえるのです。

食物アレルギーの場合、対象の食物を食べなければ症状は起きません。しかし、保育園の子どもたちは、まだ食べていいものの悪いものの区別がつきません。また食べるときも、決してお行儀よく食べることができるわけではありません。口の周りに食べ物をくっつけたり、服を食べ物で汚したり、床にこぼしたり。食事では対象食物を除去していたとしても、思わぬかたちで子どもがその食品を摂取してしまう機会は保育園内では多いのです。こうしたことすべてに注意をすることはもちろん必要ですが、保育スタッフが知らないうちに、子どもがアレルギーの食品を口に入れてしまう可能性をゼロにすることは不可能でしょう。

まず、**食物の除去をしっかりおこなうことが重要**ですが、それと同等に、またはそれ以上に**症状が出た場合の救急対応について、充分に準備をしておく**必要があります。

救急対応を確実に！ まずはコレです

保育園では、症状が出た場合の救急の対応を準備しておかなければいけません。

「えっ！　医療従事者でもないのになにができるの？」と思いましたか。そうですよね。保育園は病院ではありません。医療従事者がおこなうような高度な医療行為は不可能ですし、必要ありません。

でも、コレだけは押さえてくださいね。

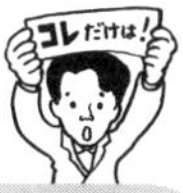

食物アレルギーの症状が出たときに押さえておくべきポイント

- 救急対応が必要なアナフィラキシーの症状を理解する
- 救急車を呼ぶタイミングを知る
- 主治医から指示されている救急時の投薬をためらわない

食物アレルギーで、命に関わり、救急対応が必要なのはアナフィラキシー（・ショック）だけです。アナフィラキシーについてはすでに説明しましたね。**保育園でアナフィラキシーを疑ったら、すぐに救急車を呼ぶ！**これは絶対に覚えておいてください。

主治医から食物アレルギーの症状が出た場合の薬を指示されている場合もあります。商品名はエピペンといい、アドレナリンという薬を簡単に注射できるキットです。これは医薬品ですが、**保育園ではエピペンを、看護師だけでなく保育士さんも子どもに打つことができます。**

前出の厚生労働省「保育所におけるアレルギー対応ガイドライン」に、保育園の職員がエピペンを使用できることが明示されています。

（保育所における「エピペン®」の使用について）

保育所において、子どもにアナフィラキシー等の重篤な反応が起きた場合には、速やかに医療機関に救急搬送することが基本となります。しかし、保育所において、乳幼児がアナフィラキシーショックに陥り生命が危険な状態にある場合には、居合わせた保育所の職員が、本ガイドラインにおいて示している内容（事前の備えを含む）に即して、「エピペン®」を（自ら注射できない）子ども本人に代わって使用（注射）しても構いません。ただし、「エピペン®」を使用した後は、速やかに救急搬送し、医療機関を受診する必要があります。

なお、こうした形で保育所の職員が「エピペン®」を使用（注射）する行為は、緊急やむを得ない措置として行われるものであり、医師法第17条※違反とはなりません。

※医師法第17条　医師でなければ、医業をなしてはならない。

（ガイドライン p.11）

一連の行為をスムーズにおこなえるように、日頃からマニュアルを用意し研修をおこなう必要はあるでしょう。保育園の大きさによってスタッフの配置、役割分担などの相違があるので、保育園ごとのマニュアル、ぜひ用意してくださいね。

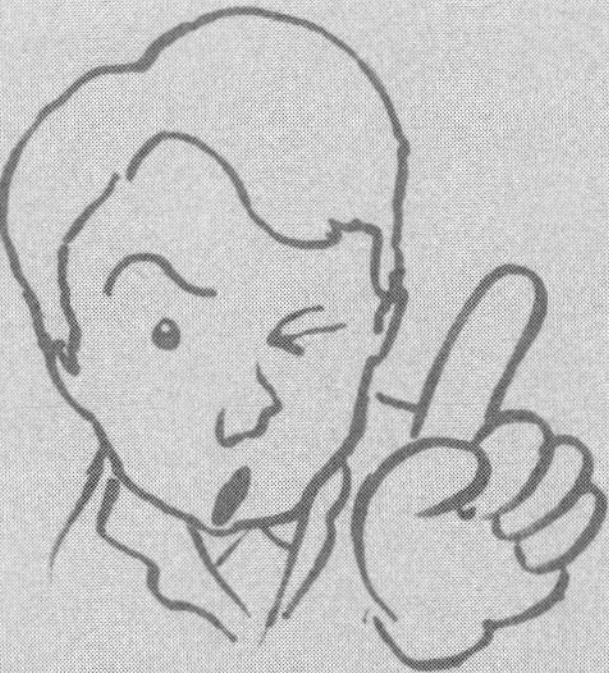

第2章

食物アレルギーの事故を防ぐには？

２０１２年（平成24年）12月、東京都調布市の小学校で、食物アレルギーで５年生の女の子が亡くなるという事故が起こりました。メディアでも大きく報道され、ご存じの方も多いでしょう。調布市では同様の事故を起こさないために、詳細な調査をおこない検討し、その結果を公表しました。★

ここではこの検証報告をもとに、食物アレルギーの症状にどう対応したらいいのかを考えてみたいと思います。

最初にお断りしたいと思うことは、この事故について考える上で、誰に責任があったかとか、こうしなかったからいけなかったという、「後知恵」での評価をするつもりはないということです。検証報告を読めばわかりますが、関係したみなさんがそのときに最善の努力をしています。できうる限りの努力をもってしても防ぎきれなかった事故を、どうしたら避けることができるのかという前向きな考え方でみていきたいと思うのです。亡くなられたお子さん、ご家族のみなさんに深く哀悼の意を表します。

★「調布市立学校児童死亡事故検証結果報告書」調布市立学校児童死亡事故検証委員会 平成25年3月
https://www.city.chofu.tokyo.jp/www/contents/1363069358235/files/index.html

調布市「事故検証結果報告」を読む

「調布市立学校児童死亡事故検証結果報告書」（以下、「報告」）は、ネットからダウンロードできますから、ぜひご自身でしっかりと読んでみていただきたいと思います。「報告」の12ページに「当該児童をめぐる状況」が記載されています。小学校5年生のSさんは、持病として小児喘息があり、鶏卵、牛乳・乳製品、ピーナッツの食物アレルギーがありました。鶏卵は平成24年度2学期から（食物除去を）解除されています。また、ランドセルにエピペン1本、喘息発作時に使用する吸入器を常時携帯していました。

ここまででわかるのは、Sさんはアナフィラキシーの治療に使うエピペンを携帯していることから、以前にアナフィラキシーを起こしたことがあり、主治医は症状が出現したらエピペンが必要だと考えていたということです。食物除去に関しては、鶏卵はすでに除去を解除されており、除去が指導されていたのは、牛乳・乳製品、ピーナッツでした。

そしてこの小学校では、Sさんのお母さんと一緒に、Sさんが安全に学校生活を送れるように大変な努力をしていました。「報告」にはこう書かれています。

> 栄養士、チーフ調理員とSさんの母親（以下「母親」という。）とは毎月、事前に母親に渡してある「調理室手配表」を基にアレルギーを起こす対象となる食材について確認と打ち合わせをしていた。

毎月、すべての給食の中にアレルギーを起こすものがふくまれていないか、確認して学校関係者と話し合っていたのです。

事故のあった12月20日についても、次のように書かれています。

> 保護者には「除去食一覧表（個人用）」、担任には「除去食一覧表（担任用）」（いわゆる「おかわり表」でおかわりできないものには欄外に×が付けられている）により、「粉チーズ除去」について情報共有していた。

関係者の方々は、大変な努力をされていたのだと想像します。

なぜこれだけの配慮をしながらも事故が起こってしまったのか、経過をたどってみましょう（「報告」p. 12〜）。

問題の給食は、粉チーズがふくまれている「じゃがいものチヂミ」でした。調理室では粉チーズが混入しないように、Sさん用に別に作っています。その後、誤配食されないように、Sさん専用の色分けされた食器に配食されています。最終的に調理室で栄養士、調理員が除去食であることを確認しました。

12時17分に、教室に給食が配られました。12時45分前頃、クラスの日直が「おかわりどうぞ」と声をかけています。このとき、おかわり用の「じゃがいものチヂミ」は4枚残っていました。おかわり用には粉チーズが使われているので、Sさんは食べられないはずでした。

12時50分前頃、Sさんからおかわりを「欲しいです」という声がかかります。担任の先生は、「これ大丈夫か？」と声かけをして確認をしました。Sさんは念のために母親から渡されている「チェック表」を取り出しました。この「チェック表」は、献立表で食べてはいけないものにお母さんがピンクのマーカーを引いて、Sさんに渡していたそうです。担任の先生は、Sさんがチェック表を持っているのは知っていましたが、見たのはこのときが初めてでした。

Sさんと担任の先生はふたりでチェック表を確認しましたが、「じゃがいものチヂミ」にピンクのマーカーは引かれていませんでした。担任の先生は自分が持っていた除去食一覧表（担任用）での確認をしませんでした。担任の先生は、Sさんが「じゃがいものチヂミ」を食べても大丈夫だと判断して配食しました。

12時57分頃、「ごちそうさま」をします。

さてここからは、時間経過に注意してください。**12時57分頃**にはSさんは食事を終えています。

その後、**13時22分頃**、Sさんから担任の先生に、「先生、気持ちが悪い」との訴えがあります。ごちそうさまをしてから25分後です。**食物アレルギーの即時型反応は2時間以内に起こります。またその多くが30分以内に症状がはじまります。**ここからすでにSさんの症状がはじまっているのです。もしかしたらもっと早く、先生に訴える前に気持ちが悪くなっていたかもしれません。食物アレルギーの即時型反応は、食べてから症状が出るまでの時間が短ければ短いほど重症になります。

先生に気持ちが悪いと訴えたSさんは、持参している喘息用の吸入器を使い、吸入をしていました。喘息用の吸入器を使用していたということは、このときSさんは喘息のような症状を自覚していたということです。喘息のような症状とは**呼吸器症状**です。「気持ちが悪い」という訴えを**消化器症状**と考えれば、2つ以上の症状が出ていることになります。つまり、**ここでアナフィラキシーと判断できます。**担任の先生は保健室に行くか尋ねますが、Sさんは「大丈夫」と答えました。

13時24分頃、「気持ちが悪い」という訴えの数分後です。担任の先生は、Sさんの顔が紅潮しており呼吸が苦しそうなので、養護教諭を呼んでくるようにほかの生徒に頼みます。ここで担任が気付いたSさんの顔の紅潮は、食物アレルギーで起こる皮膚症状です。**これで症状は3つになりました。**

担任の先生は食物アレルギーの可能性を考え、エピペンを打つことを思い付きます。Sさんが症状を訴えて数分で、食物アレルギーの可能性に気付いていたのです。Sさんのランドセルからエピペンを探し出して、「これ、打つのか？」とSさんに聞きましたが、Sさんは、「違う、打たないで」と答えたため、担任の先生はエピペンを打つのをやめました。小学校5年生ですから、注射をされるのは嫌でしょう。また、食べるものには気を付けていたのだから、食物アレルギーの症状が出たとは信じられなかったのだと思います。医療従事者でない小学校の先生が、エピペン使用に躊躇するのもわかります。

13時28〜30分頃、症状の訴えがあってから6分程度で、養護教諭が教室に到着します。Sさんは息が苦しそうでうまく呼吸ができていない様子であり、養護教諭は救急車の要請が必要だと即座に判断します。「救急車呼ぼうね」と言うと、Sさんは「うん」とうなずきました。

養護教諭はSさんのそばに付き添い、担任は職員室にいた校長先生に報告し、救急車を要請します。担任の先生、養護教諭、校長先生と、複数のスタッフでの役割分担がおこなわれ、救急車要請となりました。

13時31分頃、症状の訴えから9分程度がたちました。救急車要請後、担任の先生は栄養士に献立を確認し、「じゃがいものチヂミ」はSさんが食べられないものであったことを確認します。担任はSさんのお母さんと電話で話し、エピペンを打つように依頼されました。

この間、教室では、Sさんが「トイレに行きたい」と訴えますが、自力では立ち上がれない状態でした。**自力で立ち上がれない、力が入らないというのは血圧低下の一症状です。**血圧低下が起こっているのなら、この時点でアナフィラキシー・ショックにまで至っていた可能性があります。**症状を訴えてから10分程度でショックまで至っ**

ているのです。

養護教諭は、Sさんをおぶって女子トイレに向かいます。トイレの個室の便器に座ったSさんに呼びかけますが、返事をしなくなっていて、表情は青く悪くなっていました。**呼びかけに応えないのは意識障害のサイン**です。意識障害は脳への血流が低下していることを示しますから、明らかにショック状態といえます。ショック状態では血圧が低下して脳への血流が減り、脳への酸素の供給が減少するために、意識の障害が起きるのです。脳への血流が低下しているわけですから、このままでは生命に関わります。

この間、救急車の手配、ほかの生徒たちの誘導、エピペンの用意など、小学校の先生たちは同時にいくつものことをこなさなければなりませんでした。

13時35分頃、Sさんのエピペンを取り出し、校長先生がトイレにいたSさんに打つことになりました。このとき校長先生が見たSさんの状態については、

　呼吸している様子はなく手首で脈は確認されず、顔面蒼白で完全に血圧が下
　がっていると判断した。

と「報告」の18ページに記載されています。エピペンが必要なアナフィラキシー・

ショックの状態であると確認されたのでした。

13時36分、校長先生はエピペンをSさんの右大腿部外側に打ちました。

（1回目は針が刺さらず、練習用のものと間違えたのかと思いエピペンを確認した。練習用ではないことを確認し、再度試み、打った。）

エピペンは1キット1回だけしか針が出ません。1回失敗したら、2回目には針は出ないのです。校長先生が「1回目は針が刺さらず」というのは、1回目に失敗していて、結局エピペンの投与は成功しなかった可能性があります。エピペンを実際に使ってみるとわかりますが、細かいコツのようなものが必要で、それを知らないと失敗してしまいます。いちども触ったことがない場合は、エピペンの成功率はかなり低いのではないでしょうか。

エピペンの後、AED（自動体外式除細動器）を試みますが、AEDからは「通電の必要がない」というメッセージが流れました。この時点で、Sさんの心臓は停止していた可能性があります。養護教諭は心臓マッサージをおこないました。

13時40分前、救急車が来たと連絡があります。症状の訴えが13時22分、13時30分頃に救急車を要請していますから、**救急車到着は要請後10分程度、症状の訴えから救急**

車到着まで20分弱でした。

13時45分頃、救急隊員は、Sさんが「心肺停止」（心臓が停止し呼吸をしていない状態）であることを確認したと校長先生に報告しました。

14時00分頃、救急車はSさんを乗せて大学病院へと向かいました。14時12分、病院到着。その後、病院での懸命な救命にもかかわらず、16時29分、Sさんの死亡確認がされました。Sさんが症状を訴えてから3時間ほどでした。

調布市の事故から学ぶべきこと

調布市の事故を見直すときには、とくに時間経過に注目してください。対象のアレルギー食材を食べてから30分程度で症状が発現し、その後、ものすごい速さで症状が進展します。**症状を訴えてから10分程度でアナフィラキシー・ショックの状態になり、それから10分もしないうちに心肺停止の状態**になっています。重症の食物アレルギーには、いかに迅速に対処しなければいけないのか、想像していただきたいのです。

食物アレルギーでアナフィラキシーを起こす可能性があるお子さんの場合、症状が疑われたら、まずなにをすべきでしょうか。エピペン？　薬の内服？　それが間に合うでしょうか。

アナフィラキシーの症状が疑われたら、まず救急車の要請です。その次に、医師から処方されているのであればエピペンの投与です。できれば、**救急車要請とエピペン投与とを同時進行**でおこなっていただきたいと思います。救急車要請は必須です。なぜか。エピペン1回で症状が治まるかどうかはわかりません。エピペンは救急用薬品であり、たとえ効果があったとしてもその後に医療機関受診が必要です。また効果がなかった場合は、救急車の到着の遅れが生死に関係します。最近ではエピペン投与が2回必要な例もあるため、10～15分してから再投与する場合もあります。

「報告」からは、**緊急時にはひとりだけでは対応できない**こともわかります。保育所での対応を考える場合、症状の出た子どもに付き添うひと、救急車等の連絡を取るひと、エピペンを用意するひとが中心となり、これらのひとたちの間の連絡係やほかの子どもたちをケアするひとなど、**最低でも4～5人のチーム**が必要でしょう。

エピペン使用については、事前に練習することが必要です。エピペンの使用は1

キット1回しかできません。打ち損じたら2回目はないのです。薬品であるエピペンを保育関係者が扱うのはハードルが高く感じられるかもしれませんが、保育園でアナフィラキシーが起こったら、エピペンを子どもに投与するのは保育士さんたちなのです。

保育園におけるエピペンの使い方の練習は、絶対にやっておくべきです。1回とはいわず何回でもおこない、職員全員が自信を持ってエピペンを扱えるようになるのが理想です。

救急対応の次は予防を確実に

救急の話は怖い話ばかりになります。子どもを預かる保育園としては気の重い話ですね。それなら「食物アレルギー事故の発生をゼロにすれば救急対応なんか必要ないだろう」そんな声が聞こえてきそうです。

しかし残念ながら、**保育園でのアナフィラキシー発生を完璧にゼロにすることは不可能です。**なぜなら、初めて食べるものでもアナフィラキシーを起こすことがあるからです。口に入れるものは家庭で食べさせて、安全を確認してから保育園で食べさせることはとても重要ですが、すべての家庭であらゆる食品について対応するのはなかなか大変ではないでしょうか。そのうえ、1回食べて大丈夫でも、2回目、3回目、または量を増やした場合にアナフィラキシーを起こさないとは断言できません。

食物アレルギーでは対象の食品を食べないようにする、いわゆる「除去食」が原則です。とはいえ、1章で解説したように、食物を除去する場合、必要最小限にしなければいけません。不必要でいき過ぎた食物の除去は、発育途上の子どもの成長に影響します。**医師が必要と認めたものだけを必要な時期だけ除去するのがベストです。**除去食が必要な場合でも、一生除去が必要なわけではなく、ある時期から食べられるようになることもしばしばあります。

川崎市の認可保育所でおこなっているように、医師から除去食指示の書類を提出してもらうのはとても効果的です。1章でご紹介した厚生労働省のガイドラインに、保育所での除去食についての指示書類のモデルがあります（「保育所におけるアレルギー疾患生活管理指導表」）。これをもとに主治医から適切な食物除去指示をもらい、保育園と保護者との間で、保育園での食事についてよく話し合うのがいいでしょう。

保育園での「完全除去」はするべきか？

保育園での食物アレルギーの除去食は、どのように進めていくべきでしょうか。

厚生労働省のガイドラインでは、

アレルギー食対応においても、給食を提供することが前提となりますが、その際の対応は、出来るだけ単純化し、アレルギーの原因となる食品について、〝完全除去〟か〝解除〟の両極で対応を進めるべきです。（ガイドライン p.38）

となっています。

しかし別のページでは次のように書かれています。

調理室の環境が整備されていたり、対応人員に余裕がある、また栄養士・調理員の対応能力が高ければ、個別に対応することを本ガイドラインによって、制限するものではありません。（ガイドライン p.40）

つまり除去について個別に考慮することも可能なのです。

保育園での誤食は、「完全除去」をしたとしても完全に防げるとは限りません。子どもたちは、体や服に食べこぼしをつけて遊んでしまいます。小さな子どもはスキンシップが大好きです。食事での誤食は防げたとしても、それ以外の場で、アレルギー食品を食べてしまう事故の発生を完全に防ぐことは不可能でしょう。

そこで、保育園での除去食については、以下のように進めたらどうでしょうか。

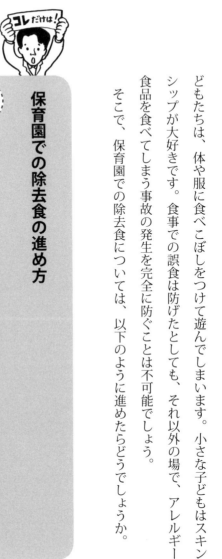

保育園での除去食の進め方

STEP 1 食物アレルギーが心配ならば、**医療機関を受診し、食物経口負荷試験をして診断を確定してもらいましょう。「心配だから」とか「念のために」というあやふやな根拠で除去食をしてはいけません。**するなら医師の診断のもとにおこないます。

STEP 2 医師の診断で除去食をおこなう場合でも、**「なにを」「どういう調理で」「どのくらい」食べられるのか**を指示してもらいます。

STEP 3

アナフィラキシーが起きた場合にどのような処置が必要かは、医師から指導してもらいましょう。

STEP 4

Step3までのことを保育園に伝えて、どの程度対応してもらえるか相談しましょう。保育園の規模や人員によって対応は異なります。大切なのは、子どもの安全です。安全に対応できるかどうかを目安に、相談していくといいでしょう。

STEP 5

保育園での除去食が対応可能でも、それでおしまいではありません。除去食の対象の食品が食べられるようになったかどうか、定期的に医師にチェックしてもらいます。また、その結果を必ず保育園に伝えましょう。保育園でも、定期的に除去食を見直すことを保護者と約束しておきましょう。

子どもが重症のアナフィラキシーを起こす場合は、確実に対応する必要があります。また、食物アレルギーかどうかはっきりしない、あるいはアナフィラキシーも起こしていないような場合に、医師の診断なしに除去食を進めてしまうことも絶対に避けるべきです。栄養面での問題にとどまらず、食べさせないことで食物アレルギーが重症化してしまう可能性もあります。

川崎市認可保育所での食物アレルギー対応

さて、一般的な食物アレルギーについての解説とその対応について、お話ししてきました。ここからは、川崎市認可保育所でおこなっている食物アレルギー対応についてご紹介します。

川崎市では、保育所での子どもたちの健康を守るための専門部会として、川崎市医師会保育園医部会が組織されています。この部会は、川崎市医師会員で認可保育所（園）の園医を務める医師によって構成されています。部会を代表する医師による幹事会が定期的に開かれ、その中から代表が川崎市の認可保育所担当部署と子どもたちの健康について話し合う「川崎市保育所入所児童等健康管理委員会」（以下、健康管理委員会）を定期的に開催し、多種多様の健康問題を話し合っているのです。食物アレルギーについても健康管理委員会で話し合いが持たれます。前出の食物アレルギー除去食のための「主治医意見書」も１９９５年からはじめられています。厚生労働省のガイドラインが２０１１年に発表になりましたが（その後、２０１９年に改訂版が発表）、そのずっと以前から食物アレルギー対策をおこなっていたのです。

川崎市認可保育所では、主治医から除去食の必要性と内容を明記した「主治医意見書」がなければ除去食はおこないません。おこなう際も、保育園と保護者が主治医意見書にしたがい、必要最低限の除去のみおこないます。また除去食は定期的に必要性を主治医に見直してもらい、解除、変更、維持のどれなのかを判断していきます。意見書の導入により、保護者の要望のみで医学的な根拠のない除去食の実施を防ぐことができました。

この意見書をもとに、川崎市認可保育所における除去食の割合について、２００７年から２０１６年の10年間のデータを検討しました。

すると、保育所における除去食が必要な子どもの割合は、10年間で約2倍に増加していることが明らかになりました（**図1**）。

図2は、除去食が必要な子どもの年齢別の割合です。0〜1歳は除去食が必要な割合が高いですが、10年間増加している様子はありませんでした。しかし2歳以降の割合をみると、0〜1歳ほど除去食を必要とする割合は高くありませんが、10年間で明らかな増加を認めています。

つまり食物アレルギーの増加は、年齢の高い子どもたちの食物アレルギーが増えたことで全体の数を底上げしているのです★。

なぜ年齢の高い子どもたちの食物アレルギーが増えているのでしょうか？ 原因はわかりません。しかし、早い時期から食物を適切に摂取することが食物アレルギーの予防になることを考えると、過剰な食物除去が食物アレルギーを重症化させ、治りにくくしている可能性はないでしょうか。重症の食物アレルギーに厳格な食物除去が必要なのは当然です。しかし軽症で加工品なら食べられる、または少量なら安全に食べられる食物アレルギーの子どもに、厳格な食物除去を長期間続けることは、栄養面はもちろん、本来の食物アレルギー管理の点からも問題です。

川崎市認可保育所では、食物アレルギーの子どもに対する緊急時の投薬について、

★このデータは2019年に国際学術誌 Asian Pacific Journal of Allergy and Immunology に投稿し掲載されています。Food allergy in nursery children of Kawasaki city, Japan
https://apjai-journal.org/wp-content/uploads/2019/04/AP-151118-0439.pdf

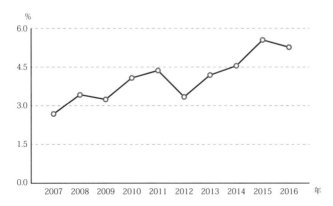

図1■川崎市認可保育所での食物アレルギーの子どもの割合

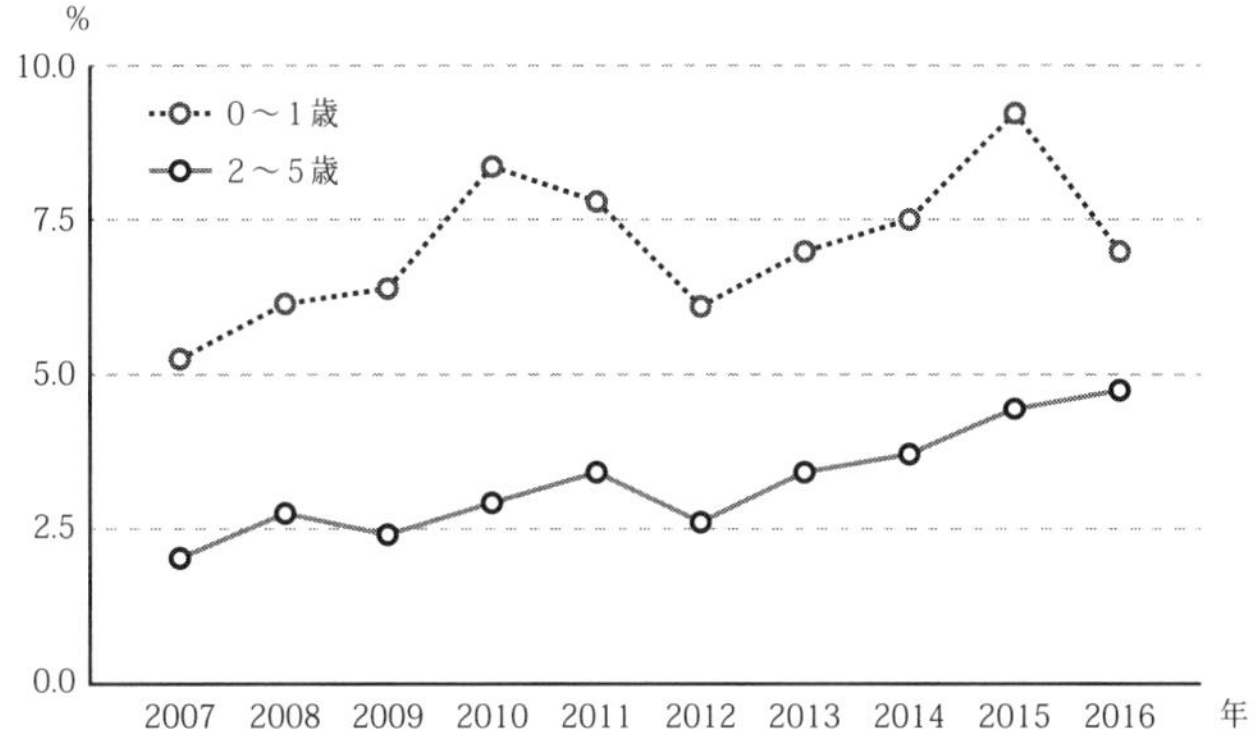

図2■ 0~1歳と2~5歳での食物アレルギー経年変化の比較（川崎市認可保育所）

主治医からの指示のもとに、保育園で対応するようにしています。どのような症状のときにどうしたらいいのか、その子その子によって違いますから、スタッフの負担は少なくありませんが、食物アレルギーの子どもを保育園でお預かりするためにはとても重要な点です。

実際にアナフィラキシーで有効な薬剤は、エピペン®（アドレナリン自己注射キット）のみです。エピペン使用は速やかにおこなう必要があり、ある程度の練習も必要です。保護者の方と保育スタッフでエピペンの使用について、主治医からの指示をもとによく相談して対応することになります。川崎市医師会保育園医部会では、定期的にエピペンの練習用トレーナーを用いた保育関係者対象の講習をおこない、保育園でのアナフィラキシー対策の強化に協力しています。

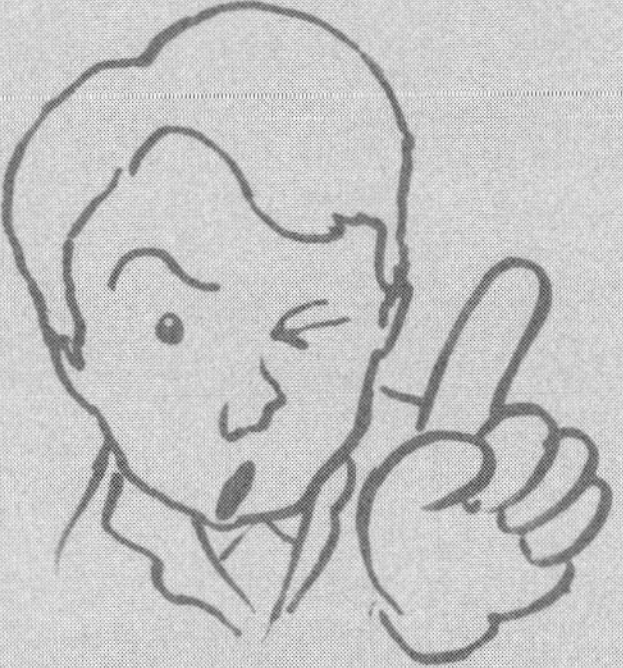

第3章

厚生労働省ガイドラインから考える

ここまで、保育園での食物アレルギーの対策の必要性を解説してきました。でも実際、どのように対応したらよいのか、悩んでしまうことも多いのではないでしょうか。解説的なことも大事ですが、もっと実際的な書式や書類があったらありがたいと思われたことでしょう。世はＩＣＴ時代、資料はテンプレートが基本です（笑）。

すでにご紹介しましたが、厚生労働省で２０１１年３月に「保育所におけるアレルギー対応ガイドライン」（以下、ガイドライン）が策定されました。２０１９年４月にはその改訂がおこなわれました。86ページにわたる詳細なガイドラインですが、インターネットからダウンロード可能です。★

とても詳細で実際に使える資料も豊富なガイドラインですが、基本的な知識がないと理解しづらいという意見も聞かれます。また、保育園でここまでできるのかという不安の声も耳にしました。３章ではガイドラインを実際に使う場合の解説をすることで、より実践的に使えるようにしたいと思います。

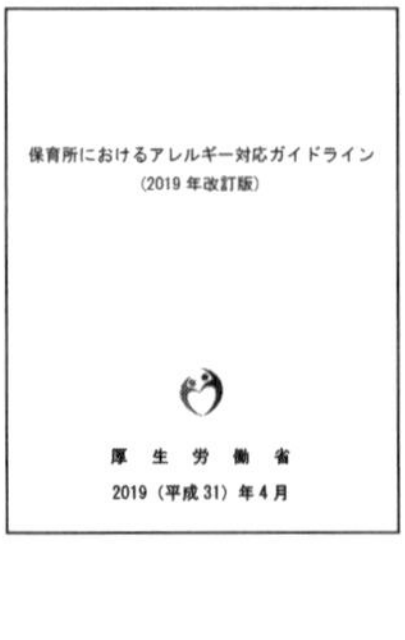
保育所におけるアレルギー対応ガイドライン
（2019年改訂版）

厚　生　労　働　省
2019（平成31）年4月

★https://www.mhlw.go.jp/content/000511242.pdf

ガイドラインの全体を把握しよう

このガイドライン、まずは重要なところを中心にしっかりと理解することが大切です。そのためにまず全体を把握してから内容に入るのがいいでしょう。

全体を把握するために目次を見てみましょう。どういう構成でガイドラインが解説されているかが、これでわかります。

全体は、第Ⅰ部：基本編と、第Ⅱ部：実践編の2部に分かれています。

目次の次のページには、ガイドラインの活用方法として、内容の梗概が書かれています（次ページのガイドライン資料1）。

最初に、「各保育所や地域における実情等に応じて、本ガイドラインをご活用下さい」とあるように、ガイドラインに書かれていることを必ずしもその通りにおこなう必要はありません。しかし絶対に守るべきものもありますから、それはしっかりと認識しましょう。

ガイドライン資料Ⅰ■ガイドラインの活用方法

本ガイドラインの活用に当たって

※　本ガイドラインの構成は、以下のとおりです。各項目の主な内容を理解した上で、各保育所や地域における実情等に応じて、本ガイドラインをご活用下さい。

第Ⅰ部：基本編

1．保育所におけるアレルギー対応の基本　（4頁～13頁）

○　アレルギー疾患に関する基本的な知識と、保育所における対応の基本原則について記載しています。本ガイドラインの総則的な位置づけとなります。
○　具体的な対応に当たっては、他の章の記載内容を参照するとともに、参考様式や参考情報を活用してください。

2．アレルギー疾患対策の実施体制（14頁～20頁）

○　各保育所において、組織的にアレルギー対応を行うにあたり、保育所及び各関係者の役割や連携して行う取組について、記載しています。
○　ガイドラインに基づく対応の体制構築に当たっては、必ず参照してください。

3．食物アレルギーへの対応（21頁～22頁）

○　保育所における食物アレルギー対応に関する基本的な考え方と取組の原則について記載しています。食物アレルギー対応を行う際には、必ず参照してください。

第Ⅱ部：実践編　（24頁～73頁）

（生活管理指導表に基づく対応の解説）

○　「保育所におけるアレルギー疾患生活管理指導表」の各欄の記載に基づく対応を行うに際して、各疾患と欄ごとの記載内容についての解説をしています。
○　保育所において、保護者から受け取った生活管理指導表の内容を確認する際や、各疾患についてより詳しく理解する際に参照してください。

関連資料　（74頁～86頁）

参考様式・・・本ガイドラインに基づく対応を行うための様式を示しています。
参考情報・・・アレルギー疾患対策に資する公表情報を記載しています。
関係法令等・・本ガイドラインに係る関係法令の該当部分等を記載しています。

出典：「保育所におけるアレルギー対応ガイドライン　2019年改訂版」（厚生労働省）p.2

基本編を読んでみよう

基本編では、「1. 保育所におけるアレルギー対応の基本」として、「保育所におけるアレルギー対応の基本原則」が記されています**（次ページのガイドライン資料2）**。お話ししたことばかりだと思いますが、まず保育園全体で管理を考えることが絶対に必要です。次に、そのためには、「医師の診断指示に基づき」対応することが大切です。

しかし、3番目に書かれている「地域の専門的な支援」は、個々の保育園では対応がむずかしいのではないでしょうか。ちなみに、川崎市認可保育所では川崎市の担当部署を通じて、緊急時の救急車の手配をあらかじめお願いしています。**地域の包括的な支援については、自治体などの行政からの働きかけが不可欠**です。現在、それぞれの自治体で保育園や学校でのアレルギーの緊急対策について、教育や対策が進められていますが、保育園の現場へ対策が届いているか、十分か否か、きちんとした見直しが必要でしょう。

ガイドライン資料２■保育所での基本的なアレルギー対応

（２）保育所における基本的なアレルギー対応

ア）基本原則

保育所は、アレルギー疾患を有する子どもに対して、その子どもの最善の利益を考慮し、教育的及び福祉的な配慮を十分に行うよう努める責務があり、その保育に当たっては、医師の診断及び指示に基づいて行う必要があります。以下に、その対応についての基本原則を示します。

【保育所におけるアレルギー対応の基本原則】

○ 全職員を含めた関係者の共通理解の下で、組織的に対応する
- アレルギー対応委員会等を設け、組織的に対応
- アレルギー疾患対応のマニュアルの作成と、これに基づいた役割分担
- 記録に基づく取組の充実や緊急時・災害時等様々な状況を想定した対策

○ 医師の診断指示に基づき、保護者と連携し、適切に対応する
- 生活管理指導表（※）（８頁参照）に基づく対応が必須

（※）「生活管理指導表」は、保育所におけるアレルギー対応に関する、子どもを中心に据えた、医師と保護者、保育所の重要な“コミュニケーションツール”。

○ 地域の専門的な支援、関係機関との連携の下で対応の充実を図る
- 自治体支援の下、地域のアレルギー専門医や医療機関、消防機関等との連携

○ 食物アレルギー対応においては安全・安心の確保を優先する
- 完全除去対応（提供するか、しないか）
- 家庭で食べたことのない食物は、基本的に保育所では提供しない

出典：「保育所におけるアレルギー対応ガイドライン　2019年改訂版」（厚生労働省）p.6

ガイドライン資料3■保育所内でのアレルギー対策の体制構築

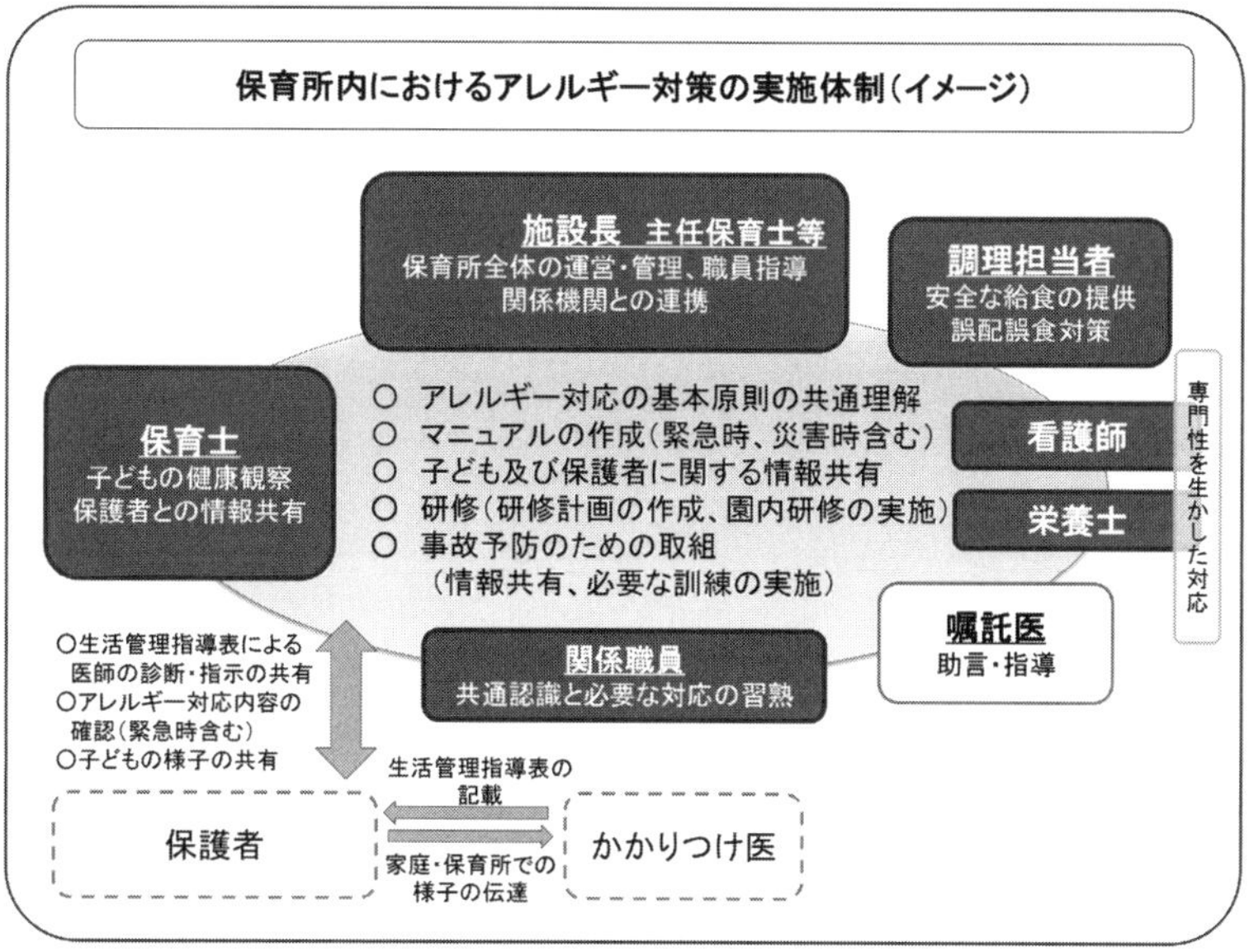

出典：「保育所におけるアレルギー対応ガイドライン　2019年改訂版」（厚生労働省）p.15

基本編の２では「アレルギー疾患対策の実施体制」が説明されています。ここでの重要なポイントは、「必ず参照してください」とある「ガイドラインに基づく対応の体制構築」です（**ガイドライン資料３**）。

図を参照して、この体制をいかに作るか、ガイドラインを読みながら考えていけばいいのです。

基本編の３は「食物アレルギーへの対応」とし

て、食物アレルギーについてまるまる1章を割いて解説されています。とくに、誤食を防止する方法を中心として、保育園での食の提供方法について詳しく解説されています。

このことからも、実際の保育園のアレルギー対策とは、食物アレルギー対策を中心におこなえばよいのだということがわかります。

さて基本編が終了したら、第Ⅱ部：実践編です。ガイドラインには、（生活管理指導表に基づく対応の解説）と記されています。ここでは「保育所におけるアレルギー疾患生活管理指導表」**（ガイドライン資料4）**がポイントになります。実際に保育園で使える「生活管理指導表」が掲載され、その利用方法を解説しています。

さあこれで、このアレルギー対応ガイドラインの読み方が理解できたと思います。全体の内容はじっくりと読み込んでいただきたいと思いますが、これでどこが重要なのかはっきりしましたので、その部分を中心にして活用していくのが実際的です。これがこのガイドラインの「攻略法」ですね（笑）。

ガイドライン資料4 ■アレルギー疾患生活管理指導表

「生活管理指導表」（表面）

（参考様式） ※「保育所におけるアレルギー対応ガイドライン」（2019年改訂版）

保育所におけるアレルギー疾患生活管理指導表 （食物アレルギー・アナフィラキシー・気管支ぜん息）

提出日　　年　月　日

名前＿＿＿＿＿＿＿ 男・女 ＿＿年＿＿月＿＿日生（＿＿歳＿＿ヶ月） ＿＿＿＿組

※この生活管理指導表は、保育所の生活において特別な配慮や管理が必要となった子どもに限って、医師が作成するものです。

緊急連絡先
★保護者
電話：
★連絡医療機関
医療機関名：
電話：

食物アレルギー（あり・なし） アナフィラキシー（あり・なし）

病型・治療	保育所での生活上の留意点		記載日
A. 食物アレルギー病型 1. 食物アレルギーの関与する乳児アトピー性皮膚炎 2. 即時型 3. その他（新生児・乳児消化管アレルギー・口腔アレルギー症候群・食物依存性運動誘発アナフィラキシー・その他：　）	A. 給食・離乳食 1. 管理不要 2. 管理必要（管理内容については、病型・治療のC. 欄及び下記C. E欄を参照）		年　月　日
B. アナフィラキシー病型 1. 食物（原因：　） 2. その他（医薬品・食物依存性運動誘発アナフィラキシー・ラテックスアレルギー・昆虫・動物のフケや毛）	B. アレルギー用調整粉乳 1. 不要 2. 必要 下記該当ミルクに○、又は（ ）内に記入 ミルフィーHP・ニューMA-1・MA-mi・ペプディエット・エレメンタルフォーミュラ その他（　）		医師名
C. 原因食品・除去根拠 該当する食品の番号に○をし、かつ《 》内に除去根拠を記載 1. 鶏卵《　》 2. 牛乳・乳製品《　》 3. 小麦《　》 4. ソバ《　》 5. ピーナッツ《　》 6. 大豆《　》 7. ゴマ《　》 8. ナッツ類*《　》（すべて・クルミ・カシューナッツ・アーモンド・　） 9. 甲殻類*《　》（すべて・エビ・カニ・　） 10. 軟体類・貝類*《　》（すべて・イカ・タコ・ホタテ・アサリ・　） 11. 魚卵*《　》（すべて・イクラ・タラコ・　） 12. 魚類*《　》（すべて・サバ・サケ・　） 13. 肉類*《　》（鶏肉・牛肉・豚肉・　） 14. 果物類*《　》（キウイ・バナナ・　） 15. その他（　） 「*は（ ）の中の該当する項目に○をするか具体的に記載すること」 【除去根拠】該当するもの全てを《 》内に番号を記載 ①明らかな症状の既往 ②食物負荷試験陽性 ③IgE抗体等検査結果陽性 ④未摂取	C. 除去食品においてより厳しい除去が必要なもの 病型・治療のC. 欄で除去の際に、より厳しい除去が必要となるもののみに○をつける ※本欄に○がついた場合、該当する食品を使用した料理については、給食対応が困難となる場合があります。 1. 鶏卵：卵殻カルシウム 2. 牛乳・乳製品：乳糖 3. 小麦：醤油・酢・麦茶 6. 大豆：大豆油・醤油・味噌 7. ゴマ：ゴマ油 12. 魚類：かつおだし・いりこだし 13. 肉類：エキス	E. 特記事項 （その他に特別な配慮や管理が必要な事項がある場合には、医師が保護者と相談のうえ記載。対応内容は保育所が保護者と相談のうえ決定）	医療機関名 電話
D. 緊急時に備えた処方薬 1. 内服薬（抗ヒスタミン薬、ステロイド薬） 2. アドレナリン自己注射薬「エピペン®」 3. その他（　）	D. 食物・食材を扱う活動 1. 管理不要 2. 原因食材を教材とする活動の制限（　） 3. 調理活動時の制限（　） 4. その他（　）		

気管支ぜん息（あり・なし）

病型・治療		保育所での生活上の留意点		記載日
A. 症状のコントロール状態 1. 良好 2. 比較的良好 3. 不良	C. 急性増悪（発作）治療薬 1. ベータ刺激薬吸入 2. ベータ刺激薬内服 3. その他	A. 寝具に関して 1. 管理不要 2. 防ダニシーツ等の使用 3. その他の管理が必要（　）	C. 外遊び、運動に対する配慮 1. 管理不要 2. 管理必要（管理内容：　）	年　月　日 医師名
B. 長期管理薬（短期追加治療薬を含む） 1. ステロイド吸入薬 剤形： 投与量（日）： 2. ロイコトリエン受容体拮抗薬 3. DSCG吸入薬 4. ベータ刺激薬（内服・貼付薬） 5. その他（　）	D. 急性増悪（発作）時の対応（自由記載）	B. 動物との接触 1. 管理不要 2. 動物への反応が強いため不可 動物名（　） 3. 飼育活動等の制限（　）	D. 特記事項 （その他に特別な配慮や管理が必要な事項がある場合には、医師が保護者と相談のうえ記載。対応内容は保育所が保護者と相談のうえ決定）	医療機関名 電話

●保育所における日常の取り組み及び緊急時の対応に活用するため、本表に記載された内容を保育所の職員及び消防機関・医療機関等と共有することに同意しますか。
・同意する
・同意しない
保護者氏名＿＿＿＿＿＿＿＿

「生活管理指導表」（裏面）

（参考様式） ※「保育所におけるアレルギー対応ガイドライン」（2019年改訂版）

保育所におけるアレルギー疾患生活管理指導表 （アトピー性皮膚炎・アレルギー性結膜炎・アレルギー性鼻炎）

提出日　　年　月　日

名前＿＿＿＿＿＿＿ 男・女 ＿＿年＿＿月＿＿日生（＿＿歳＿＿ヶ月） ＿＿＿＿組

※この生活管理指導表は、保育所の生活において特別な配慮や管理が必要となった子どもに限って、医師が作成するものです。

アトピー性皮膚炎（あり・なし）

病型・治療			保育所での生活上の留意点		記載日
A. 重症度のめやす（厚生労働科学研究班） 1. 軽症：面積に関わらず、軽度の皮疹のみみられる。 2. 中等症：強い炎症を伴う皮疹が体表面積の10%未満にみられる。 3. 重症：強い炎症を伴う皮疹が体表面積の10%以上、30%未満にみられる。 4. 最重症：強い炎症を伴う皮疹が体表面積の30%以上にみられる。 ※軽度の皮疹：軽度の紅斑、乾燥、落屑主体の病変 ※強い炎症を伴う皮疹：紅斑、丘疹、びらん、浸潤、苔癬化などを伴う病変			A. プール・水遊び及び長時間の紫外線下での活動 1. 管理不要 2. 管理必要（　）		年　月　日 医師名
B-1. 常用する外用薬 1. ステロイド軟膏 2. タクロリムス軟膏（「プロトピック®」） 3. 保湿剤 4. その他（　）	B-2. 常用する内服薬 1. 抗ヒスタミン薬 2. その他（　）	C. 食物アレルギーの合併 1. あり 2. なし	B. 動物との接触 1. 管理不要 2. 動物への反応が強いため不可 動物名（　） 3. 飼育活動等の制限（　） 4. その他（　） C. 発汗後 1. 管理不要 2. 管理必要（管理内容：　） 3. 夏季シャワー浴（施設で可能な場合）	D. 特記事項 （その他に特別な配慮や管理が必要な事項がある場合には、医師が保護者と相談のうえ記載。対応内容は保育所が保護者と相談のうえ決定）	医療機関名 電話

アレルギー性結膜炎（あり・なし）

病型・治療	保育所での生活上の留意点		記載日
A. 病型 1. 通年性アレルギー性結膜炎 2. 季節性アレルギー性結膜炎（花粉症） 3. 春季カタル 4. アトピー性角結膜炎 5. その他（　）	A. プール指導 1. 管理不要 2. 管理必要（管理内容：　） 3. プールへの入水不可	C. 特記事項 （その他に特別な配慮や管理が必要な事項がある場合には、医師が保護者と相談のうえ記載。対応内容は保育所が保護者と相談のうえ決定）	年　月　日 医師名
B. 治療 1. 抗アレルギー点眼薬 2. ステロイド点眼薬 3. 免疫抑制点眼薬 4. その他（　）	B. 屋外活動 1. 管理不要 2. 管理必要（管理内容：　）		医療機関名 電話

アレルギー性鼻炎（あり・なし）

病型・治療	保育所での生活上の留意点	記載日
A. 病型 1. 通年性アレルギー性鼻炎 2. 季節性アレルギー性鼻炎（花粉症） 主な症状の時期：春、夏、秋、冬	A. 屋外活動 1. 管理不要 2. 管理必要（管理内容：　）	年　月　日 医師名
B. 治療 1. 抗ヒスタミン薬・抗アレルギー薬（内服） 2. 鼻噴霧用ステロイド薬 3. 舌下免疫療法 4. その他	B. 特記事項 （その他に特別な配慮や管理が必要な事項がある場合には、医師が保護者と相談のうえ記載。対応内容は保育所が保護者と相談のうえ決定）	医療機関名 電話

●保育所における日常の取り組み及び緊急時の対応に活用するため、本表に記載された内容を保育所の職員及び消防機関・医療機関等と共有することに同意しますか。
・同意する
・同意しない
保護者氏名＿＿＿＿＿＿＿＿

※「緊急連絡先」欄の連絡医療機関には、発作が発生した場合等の緊急時の連絡先として、保育所の最寄りの救急医療機関等を記入することが考えられます。

※生活管理指導表（特に食物アレルギー欄）に医師が記載した内容について、保育所から保護者に対し、関連する検査結果を求める必要はありません。（医師の判断により血液検査等を行った場合を含む）

出典：「保育所におけるアレルギー対応ガイドライン　2019年改訂版」（厚生労働省）p.8

生活管理指導表の活用を考える：「病型」

では「生活管理指導表」の活用の方法です。

ここでは、食物アレルギー・アナフィラキシーに対する生活管理指導表について具体的に見ていきましょう。

ガイドライン資料5は、実際の表の一部です。「生活管理指導表『病型・治療』欄の読み方【食物アレルギー・アナフィラキシー】」と書かれていますね。食物アレルギーとその治療について、生活管理指導表ではどう記載されていて、実際にはどのように対応するかが解説されています。

まず病型です。A．食物アレルギー病型　とありますね。病型というのは食物アレルギーの中にあるいくつかの種類のどれに当たるかということです。

ここでは3つの種類の食物アレルギーの種類に分けています。

ガイドライン資料５■「病型・治療」欄の読み方

生活管理指導表「病型・治療」欄の読み方【食物ｱﾚﾙｷﾞｰ・ｱﾅﾌｨﾗｷｼｰ】

食物アレルギー（あり・なし）

アナフィラキシー（あり・なし）

病型・治療

A. 食物アレルギー病型

1. 食物アレルギーの関与する乳児アトピー性皮膚炎
2. 即時型
3. その他 （新生児・乳児消化管アレルギー・口腔アレルギー症候群・
食物依存性運動誘発アナフィラキシー・その他： ）

B. アナフィラキシー病型

1. 食物 （原因： ）
2. その他（医薬品・食物依存性運動誘発アナフィラキシー・ラテックスアレルギー・昆虫・動物のフケや毛）

C. 原因食品・除去根拠 該当する食品の番号に○をし、かつ《 》内に除去根拠を記載

1. 鶏卵 《 》
2. 牛乳・乳製品 《 》
3. 小麦 《 》
4. ソバ 《 》
5. ピーナッツ 《 》
6. 大豆 《 》
7. ゴマ 《 》
8. ナッツ類* 《 》 （すべて・クルミ・カシューナッツ・アーモンド・ ）
9. 甲殻類* 《 》 （すべて・エビ・カニ・ ）
10. 軟体類・貝類* 《 》 （すべて・イカ・タコ・ホタテ・アサリ・ ）
11. 魚卵* 《 》 （すべて・イクラ・タラコ・ ）
12. 魚類* 《 》 （すべて・サバ・サケ・ ）
13. 肉類* 《 》 （鶏肉・牛肉・豚肉・ ）
14. 果物類* 《 》 （キウイ・バナナ・ ）
15. その他 （ ）

[除去根拠] 該当するもの全てを《》内に番号を記載
①明らかな症状の既往
②食物負荷試験陽性
③IgE抗体等検査結果陽性（※）
④未摂取

「*は( )の中の該当する項目に○をするか具体的に記載すること」

D. 緊急時に備えた処方薬

1. 内服薬（抗ヒスタミン薬、ステロイド薬）
2. アドレナリン自己注射薬「エピペン®」
3. その他（ ）

※生活管理指導表（特に食物アレルギー欄）に医師が記載した内容について、保育所から保護者に対し、関連する検査結果を求める必要はありません。（「C. 原因食品・除去根拠」欄において、「③IgE抗体等検査結果陽性」の原因食品がある場合を含む）

出典：「保育所におけるアレルギー対応ガイドライン　2019年改訂版」（厚生労働省）p.27

1．食物アレルギーの関与する乳児アトピー性皮膚炎
2．即時型
3．その他

1番目の「食物アレルギーの関与する乳児アトピー性皮膚炎」については、ここまで読んできた方にはあらためて解説する必要はありませんね。これは食物アレルギーの遅発型に分類されます。以前はずいぶんと保育園での除去食希望が多かった「乳児アトピー」ですが、最近はこれだけを理由に除去食を希望することはほとんどなくなりました。最近の知見で、皮膚症状だけなら除去食は必要がないこと、少しずつでも食べることが食物アレルギーの重症化を防ぐ可能性があることなどが明らかになり、多くの医療機関、保護者の方々にこの知見が浸透していった結果でしょう。

2番目が、「即時型」です。これももうおわかりですね。そうです！食物アレルギーを考えるときに、最も注意しなければならないアナフィラキシーやアナフィラキシー・ショックを起こす場合がふくまれます。ですから、**生活管理指導表のA．食物アレルギー病型**の欄の**2．即時型**のところに印があれば、除去食をふくめて緊急対

応が必要な子どもかどうかをわかっておくことが重要です。

3番目の「その他」については珍しいタイプの食物アレルギーであり、保育園で遭遇することは多くありません。また、特殊な病型なので、対応を個別におこなう必要があります。ここでの一般的な解説はあまり役に立たないので、詳しく述べることは控えます。大切なのはどれだけ重篤な症状が出るかです。重症かどうかが重要であることはほかの病型と同様です。重症度によって対応を考えていただきたいと思います。

さて次は、B．アナフィラキシー病型です。アナフィラキシーを起こす場合を食物アレルギーとは別にしていて、1．食物と2．その他に分けています。保育園で対応するアナフィラキシーの原因のほとんどが食物由来のものですから、A．食物アレルギー病型の2．即時型の場合、B．アナフィラキシー病型で記されているように、1．食物に印が付いているはずです。続けて、（原因：　）となっていますが、その下にも、C．原因食品・除去根拠という大きな欄があります。保育園で確認しやすいようにする配慮でしょう。実際に除去が必要ならば、その食品に○をするようになっています。

ガイドライン資料6■食物除去の根拠

［除去根拠］該当するもの全てを《》内に番号を記載
①明らかな症状の既往
②食物負荷試験陽性
③IgE抗体等検査結果陽性（※）
④未摂取

出典：「保育所におけるアレルギー対応ガイドライン　2019年改訂版」（厚生労働省）p.27

この欄にはもうひとつ重要な点があります。枠で囲まれたところを見てください（**ガイドライン資料6**）。**食物除去をする医学的な根拠・必要性**を項目として記載することを求めているのです。ここがきちんと記されていなければ、不必要な除去食をおこなうことになるのです。

①明らかな症状の既往があって、**②食物負荷試験陽性**を確認して食物アレルギーと診断されていることが前提で、負荷試験が危険な場合は**③ＩｇＥ抗体等検査結果陽性**といった血液検査等の検査を負荷試験の代わりとします。

しかし、別のページには次のような記述があります。

> ③だけを根拠に診断する場合もありますが、一般的には血液や皮膚の検査結果だけで食物アレルギーを正しく診断することはできません。〔……〕①や②という根拠なしに、③だけが根拠の場合には、保護者と面談し状況を確認することも必要です。
>
> （ガイドライン p.31）

つまり、**③だけでは通常、食物アレルギーと診断しない**ということです。不必要な食物除去になっていないかを主治医に確認してもらい、早期に解除できないか経過を見ていく必要があるでしょう。

その次には、**④未摂取**という除去根拠があります。これは専門家以外には非常にわかりづらい除去根拠ですね。ガイドラインには次のように書かれています。

> （除去根拠）食物アレルギーを血液検査だけで正しく診断することはできません。実際に起きた症状と食物経口負荷試験などの専門的な検査結果を組み合わせて医師が総合的に診断します。
>
> （ガイドライン p.31）

未摂取ということは食べていないわけですから、食品を食べて「実際に起きた症状」はないはずです。よくわかりませんね。この④未摂取については次のように解説されています。

> 乳児期から幼児期の早期には、低年齢児ではまだ与えないような食物に対しては、診断が確定できず、診断根拠を書けない場合もあります。それらの子どもに対して離乳食等を進めていく場合、単に食べたことがないものをすべて未摂取として記述する必要はなく、アレルギーの関与が疑われる、未摂取のものに関して、除去根拠は未摂取として記載されます。
>
> （ガイドライン p.32）

理解できました?

ガイドラインを作った専門の先生方はとても苦労されて、できるだけ使いやすいようにしてくださっていますが、こういう食い違う記載があると、専門家以外の、まして医療従事者ではない保育スタッフには理解できませんし、混乱してしまいます。

ここでガイドラインが言いたいことは、**「まだ食べていない食品でも、食べたときにアレルギーの症状を起こす可能性があり気を付けて食べはじめるべきだから、保育園では食べさせない方がいいだろう」**ということなのだと思います。

具体的には、たとえば、皮膚に湿疹が強くあり、カゼをひいたときに喘息のような症状を起こしたことがあったり、家族歴にアトピーや喘息があったりする場合、食物アレルギーを起こす危険が高いと判断されます。もちろん必ず食物アレルギーが起こるわけではなく、あくまでも「可能性がある」というだけです。こうした場合、血液検査などでアレルギーを予測できないかという研究が進められています。こうした研究から、検査でアレルギーの可能性が高いので、保育園で食べさせるのは待ってほしい、ということなのです。

しかしガイドラインにも明示されているように、**「血液検査では食物アレルギーは**

診断できない、確定診断は食物経口負荷試験」なのです。このような「未摂取」での食物除去は、長期間するべきではありません。できるだけ早く除去の必要性について確定すべきです。とてもよくできたガイドラインですが、除去根拠についての「未摂取」の部分は、少し見直してもらいたいと思います。

生活管理指導表の活用を考える：「治療」

さて食物除去の必要性は判明し、食物アレルギーを起こす食品についても明らかになりました。次は「治療」です。

D．緊急時に備えた処方薬という欄には、次のように書かれています。

1．内服薬（抗ヒスタミン薬、ステロイド薬）

2．アドレナリン自己注射薬「エピペン®」

3．その他（　　）

では緊急時にどのように対応すべきか、ガイドラインの解説を読んでみましょう。

緊急時に備え処方される医薬品としては、皮膚症状等の軽い症状に対する内服薬とアナフィラキシーショック等に対して用いられるアドレナリンの自己注射薬である「エピペン®」があります。

（ガイドライン p.33）

1．内服薬（抗ヒスタミン薬、ステロイド薬）については次のような記述です。

内服薬としては、多くの場合、抗ヒスタミン薬やステロイド薬が処方されています。しかし、これらの薬は、内服してから効果が現れるまでに時間がかかるため（抗ヒスタミン薬：30分~1時間、ステロイド薬：数時間）、アナフィラキシーショックなどの緊急を要する重篤な症状に対しては、その効果を期待することはできません。

（ガイドライン p.33）

つまり**内服薬である抗ヒスタミン薬やステロイド薬は即効性がないので、アナフィラキシーの緊急時にはあまり有用ではない**のです。ですから、ガイドラインにも次のように書かれています。

ショックなどの症状には、これらの内服薬よりもアドレナリン自己注射薬「エピペン®」を適切なタイミングでためらわずに注射する必要があります。

（ガイドライン p.33）

ここから最も重要なアドレナリン自己注射薬についての解説です。

2．アドレナリン自己注射薬（「エピペン®」）については、以下のように書かれています。

食物による重篤なアナフィラキシーショック症状に対して、できる限り早く、アドレナリンを投与することが生死を分けるとも言われており、救急搬送時間を考慮すると保育所で投与が必要となる場合もあり得ます。

（ガイドライン p.33）

調布市の事故の解説をお読みになっていれば、エピペン投与の重要性がよくわかると思います。以下のような注意喚起もなされています。

「エピペン®」が必要な状態になり、実際に使用した後は、速やかに救急搬送し、医療機関を受診する必要があります。

（ガイドライン p.33）

エピペンを使用する場合、救急受診は必須です。ためらわず救急車を要請してください。

ガイドラインには「食物アレルギー症状への対応の手順」が解説されています**（ガイドライン資料7）**。

保育園での①日頃からの準備や、②食物アレルギーを疑う場合については、もうすでにご理解いただけていると思います。

③で「緊急性が高いアレルギー症状はあるか？」として、「全身の症状」「呼吸器の症状」「消化器の症状」に分けられた13症状が挙げられ、これらがあるかを「5分以内に判断する」となっています。お読みになってみればわかりますが、かなり悪い状態なのがイメージできるのではないでしょうか。1つでも当てはまる場合は、④「緊急性が高いアレルギー症状への対応」として、**①ただちにエピペン®を使用する・②救急車を要請する（119番通報）**ことになります。この本をお読みになった方は、チームを組んでエピペン投与と救急車要請を同時におこなう、つまり救急車要請をおこないながらエピペンを準備するのはおわかりになっていると思います。これはエピペン使用でも間に合わない場合も考えられるからです。

さて問題は、緊急性が高いアレルギー症状が「ない場合」です。

ガイドライン資料7■食物アレルギー症状への対応の手順

食物アレルギー症状への対応の手順

症状の緊急度により対応は異なります。まず、「緊急性の高い症状」（11 頁参照）の有無を判断します。緊急性が高い症状がみられれば、直ちに対応を開始します。緊急性が高い症状がみられなければ、さらに詳しく症状を観察し、その程度に基づいて対応を決定します。

（参照：「症状チェックシート」（37 頁））

❶ **日頃からの準備**

- 内服薬やエピペン® はすぐに取り出せる場所に保管する（残量や使用期限を定期的に確認する）
- 外出するときは必ず内服薬やエピペン® を携帯する
- 受診するタイミングとどこの医療機関に受診するかを主治医とあらかじめ決めておく

❷
何らかのアレルギー症状がある（食物の関与が疑われる）
原因食物を食べた（可能性を含む）
原因食物に触れた（可能性を含む）

呼びかけに対して反応がなく、呼吸がなければ心肺蘇生を行う

❸
緊急性が高いアレルギー症状はあるか？ 5分以内に判断する

全身の症状
- □ぐったり
- □意識もうろう
- □尿や便を漏らす
- □脈が触れにくいまたは不規則
- □唇や爪が青白い

呼吸器の症状
- □のどや胸がしめ付けられる
- □声がかすれる
- □犬が吠えるような咳
- □息がしにくい
- □持続する強い咳き込み
- □ゼーゼーする呼吸

消化器の症状
- □持続する強い（がまんできない）お腹の痛み
- □繰り返し吐き続ける

1つでも当てはまる場合 → ❹　ない場合 → ❺

❹ **緊急性が高いアレルギー症状への対応**

①ただちにエピペン® を使用する
②救急車を要請する（119番通報）
③その場で安静にする
④その場で救急隊を待つ
⑤可能なら内服薬を飲ませる

反応がなく呼吸がない → 心肺蘇生を行う

※エピペン® が2本以上ある場合（呼びかけに対する反応がある）
エピペン® を使用し 10 ～ 15分後に症状の改善がみられない場合、次のエピペン® を使用する
反応がなく呼吸がない → 心肺蘇生を行う

❺
預かっている場合、内服薬を飲ませる
（　　　　　　　　）
（　　　　　　　　）
↓
安静にできる場所へ移動する
↓
少なくとも 5分ごとに症状を観察する
症状チェックシート（P37 参照）に従い判断し対応する
緊急性が高い症状の出現には特に注意する（→❹）

独立行政法人環境再生保全機構「ぜん息予防のためのよくわかる食物アレルギー対応ガイドブック 2014」（2016 年 10 月）を一部改変

出典：「保育所におけるアレルギー対応ガイドライン　2019 年改訂版」（厚生労働省）p.36
（実際はカラー）

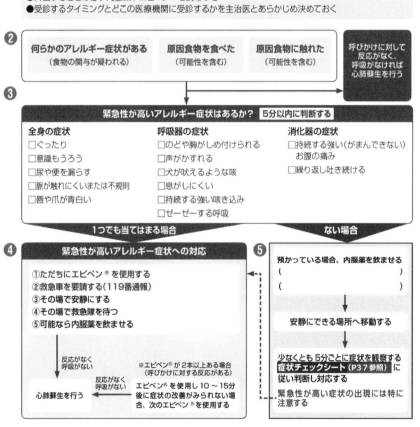

預かっている場合、内服薬を飲ませる→安静にできる場所へ移動する→少なくとも5分ごとに症状を観察する、症状チェックシートに従い判断し対応する、となっています。症状チェックシート**（ガイドライン資料8）**を見てみましょう。

冒頭、「迷ったらエピペン®を使用する」とあり、続いて「症状は急激に変化する可能性がある」と書かれています。アレルギーの子どもを預かる保育園としてはドキッとしますね。「少なくとも5分ごとに症状を注意深く観察する」とありますが、これを保育スタッフが見たら、かなり負担を感じるのではないでしょうか。もっと実際的な指示として解釈するなら、**「症状は急激に変化するかもしれないので、少なくとも5分ごとには症状を観察する必要はあるだろうが、迷ったら躊躇することなくエピペンを使用しましょう」**となると思います。

その下の症状の欄で、直線で囲まれた「全身の症状」を見ると、「ぐったり」「意識もうろう」「尿や便を漏らす」「脈が触れにくいまたは不規則」「唇や爪が青白い」とあり、これは明らかにアナフィラキシー・ショックの状態です。ショックで血圧が低下し血液循環が悪くなり、意識の障害とチアノーゼが起こっているのです。またその

ガイドライン資料8■症状チェックシート

【症状チェックシート】

◆迷ったらエピペン®を使用する
◆症状は急激に変化する可能性がある
◆少なくとも5分ごとに症状を注意深く観察する
◆□の症状が1つでも当てはまる場合、エピペン®を使用する
（内服薬を飲んだ後にエピペン®を使用しても問題ない）

◆症状のチェックは緊急性が高い、左の欄から行う　（□ → □ → □）

全身の症状	□ ぐったり □ 意識もうろう □ 尿や便を漏らす □ 脈が触れにくいまたは不規則 □ 唇や爪が青白い		
呼吸器の症状	□ のどや胸が締め付けられる □ 声がかすれる □ 犬が吠えるような咳 □ 息がしにくい □ 持続する強い咳き込み □ ゼーゼーする呼吸	□ 数回の軽い咳	
消化器の症状	□ 持続する強い（がまんできない）お腹の痛み □ 繰り返し吐き続ける	□ 中等度のお腹の痛み □ 1～2回の嘔吐 □ 1～2回の下痢	□ 軽い（がまんできる）お腹の痛み □ 吐き気
目・口・鼻・顔の症状	上記の症状が1つでも当てはまる場合	□ 顔全体の腫れ □ まぶたの腫れ	□ 目のかゆみ、充血 □ 口の中の違和感、唇の腫れ □ くしゃみ、鼻水、鼻づまり
皮膚の症状		□ 強いかゆみ □ 全身に広がるじんま疹 □ 全身が真っ赤	□ 軽度のかゆみ □ 数個のじんま疹 □ 部分的な赤み
		1つでも当てはまる場合	1つでも当てはまる場合

①ただちにエピペン®を使用 ②救急車を要請（119番） ③その場で安静を保つ ④その場で救急隊を待つ ⑤可能なら内服薬を飲ませる （　　　　　　　　） **ただちに救急車で医療機関へ搬送**	①内服薬を飲ませ、エピペン®を準備 （　　　　　　　　） ②速やかに医療機関を受診 （救急車の要請も考慮） （　　　　　　　　） ③医療機関に到着するまで少なくとも5分ごとに症状の変化を観察。□の症状が1つでも当てはまる場合、エピペン®を使用。 **速やかに医療機関を受診**	①内服薬を飲ませる （　　　　　　　　） （　　　　　　　　） ②少なくとも1時間は、5分ごとに症状の変化を観察し、症状の改善がみられない場合は医療機関を受診 （　　　　　　　　） **安静にし注意深く経過観察**

独立行政法人環境再生保全機構「ぜん息予防のためのよくわかる食物アレルギー対応ガイドブック 2014」（2016年10月）を一部改変

出典：「保育所におけるアレルギー対応ガイドライン　2019年改訂版」（厚生労働省）p.37
（実際はカラー）

下の欄の直線で囲まれた症状はすべてがかなり重く、どれも緊急性が高いものばかりです。1つでもこうした症状があれば、救急車要請、エピペン使用をすぐにおこなわなければ生命の危険があります。

では、それよりも軽い症状の場合はどうすればいいのでしょうか？

チェックシートでは症状の重さが重い順に（■↓□↓▩）（実際は、ピンク↓黄色↓青と色がついている）となっています。

真ん中の□（黄色）の場合は、まず「内服薬を飲ませ、エピペン®を準備」し「速やかに医療機関を受診（救急車の要請も考慮）」し、医療機関に到着するまで「少なくとも5分ごとに症状の変化を観察」し、直線で囲まれた■の症状が1つでも当てはまる場合、エピペン®を使用となっています。

右側の▩（青色）の場合、やはりまず「内服薬を飲ませる」であり、「少なくとも1時間は、5分ごとに症状の変化を観察し、症状の改善が見られない場合は医療機関を受診」となっています。

軽い症状の場合が非常に詳しく指導されています。しかし、いくつかの点で問題を感じます。

まず現場の保育スタッフがこのガイドライン通りにできるでしょうか？　症状に対して段階的な判断を下さなければならず、かなり注意深い観察が必要です。医療従事者ではない保育スタッフにそこまで期待していいのでしょうか？

また保育スタッフが救急の処置であるエピペンを使用するのが、左側の重症例だけなのも問題です。「迷ったらエピペン®を使用する」と冒頭で指示するのなら、重症例に限らず、軽度のアナフィラキシーでもエピペンを使用するように指示した方が、実際的で安全なのではないでしょうか。エピペンはアナフィラキシーの治療薬であり、アナフィラキシー・ショックだけに用いるものではないからです。

この問題については、また後ほど議論します。

生活管理指導表の活用を考える：「保育所での生活上の留意点」

次に生活管理指導表の「保育所での生活上の留意点」を見てみましょう（ガイドラ

イン資料9）。

この表によって食物アレルギーを起こす食材の除去を管理します。ガイドラインには、次のように書かれています。

アレルギー食対応においても、給食を提供することが前提となりますが、その際の対応は、出来るだけ単純化し、アレルギーの原因となる食品について、〝完全除去〟か〝解除〟の両極で対応を進めるべきです。（ガイドライン p.38）

また【Ⅰ．保育所給食の特徴と対応のポイント】として以下の5つが挙げられています。

①食数は少ないが、提供回数や種類が多い
②対象年齢が低く、年齢の幅が広いため、事故予防管理や栄養管理がより重要
③経過中に耐性の獲得（原因食品除去の解除）が進む
④保育所において新規の発症がある
⑤保護者との相互理解が必要

（ガイドライン p.38）

多品目にわたる食材にアレルギーがある場合、すべてを厳格に除去すると栄養面で

ガイドライン資料9■生活管理指導表の「保育所での生活上の留意点」

生活管理指導表「保育所での生活上の留意点」の読み方【食物ｱﾚﾙｷﾞｰ・ｱﾅﾌｨﾗｷｼｰ】

<table>
<tr><th colspan="2">保育所での生活上の留意点</th></tr>
<tr><td colspan="2">A. 給食・離乳食
1. 管理不要
2. 管理必要(管理内容については、病型・治療のC. 欄及び下記C. E欄を参照)</td></tr>
<tr><td colspan="2">B. アレルギー用調整粉乳
1. 不要
2. 必要　下記該当ミルクに○、又は( )内に記入
ミルフィーHP ・ニューMA-1 ・ MA-mi ・ ペプディエット ・ エレメンタルフォーミュラ
その他(　　　　　　　　　　)</td></tr>
<tr><td>C. 除去食品においてより厳しい除去が必要なもの
病型・治療のC. 欄で除去の際に、より厳しい除去が必要となるもののみに○をつける
<u>※本欄に○がついた場合、該当する食品を使用した料理については、給食対応が困難となる場合があります</u>

1. 鶏卵:　卵殻カルシウム
2. 牛乳・乳製品:　乳糖
3. 小麦:　醤油・酢・麦茶
6. 大豆:　大豆油・醤油・味噌
7. ゴマ:　ゴマ油
12. 魚類:　かつおだし・いりこだし
13. 肉類:　エキス</td><td rowspan="2">E. 特記事項
(その他に特別な配慮や管理が必要な事項がある場合には、医師が保護者と相談のうえ記載。対応内容は保育所が保護者と相談のうえ決定)</td></tr>
<tr><td>D. 食物・食材を扱う活動

1. 管理不要
2. 原因食材を教材とする活動の制限(　　　　)
3. 調理活動時の制限　(　　　　)
4. その他　(　　　　)</td></tr>
</table>

出典:「保育所におけるアレルギー対応ガイドライン　2019年改訂版」(厚生労働省) p.38

問題が起きます（②）。また症状が出ない程度の少量を食べたり、加工品を食べることは、アレルギーの耐性の獲得（原因食品除去の解除：食べても症状が出ない）を進めます（③）。この②③の点から、保育園でも可能ならば完全除去以外の対応をするべきではないでしょうか。もちろんそれには主治医からの正確な食事についての指示が必要ですし、子どもの安全が最優先なのは当然です。

保育園での子どもの生活を考えると、完全除去が誤食の予防になるかどうかも疑問です。確かに複雑で煩雑な食事指導を、保育園でおこなうことには問題があります。また安全第一でアレルギー対策をおこなうことが、なによりも優先することも当然です。しかし、**栄養面そしてアレルギー耐性獲得の点から、加工品等の提供が安全にできるのならば、保育園でも画一的に完全除去をおこなうのではなく、できるだけの対応をする方がいい**のではないでしょうか。

川崎市認可保育所では、ガイドラインが発行されるずっと以前からアレルギー児童への除去食対応をおこなっています。もちろん、複雑で対応不可能な場合は、完全除去になる場合もありますが、多くは除去の簡略化（加工品は可、または調理方法による可否決定等）によって、可能な限り個別の対応を心がけています。実際、ガイドライ

ガイドライン資料10■保育所の給食・離乳食の工夫・注意点

【Ⅱ. 保育所の給食・離乳食の工夫・注意点】

保育所の給食・離乳食については、以下の工夫や注意点があげられます。しかし、調理室の環境が整備されていたり、対応人員に余裕がある、また栄養士・調理員の対応能力が高ければ、個別に対応することを本ガイドラインによって、制限するものではありません。離乳食は、『授乳・離乳の支援ガイド』(平成31年3月 厚生労働省)を参考にして、保育所で“初めて食べる”食物を基本的に避けるように保護者と連携することが重要です。

① 献立を作成する際の対応
　1）除去を意識した献立
　2）新規に症状を誘発するリスクの高い食物の少ない献立
　3）調理室における調理作業を意識した献立
② 保育所で“初めて食べる”ことを避ける
③ アレルギー食対応の単純化
④ 加工食品の原材料表示をよく確認する
⑤ 調理室において効率的で混入（コンタミネーション）のない調理と搬送
⑥ 保育所職員による誤食防止の体制作り
（知識の習熟、意識改革、役割分担と連携など）
⑦ 食材を使用するイベントの管理
⑧ 保護者との連携
⑨ 除去していたものを解除するときの注意

出典：「保育所におけるアレルギー対応ガイドライン　2019年改訂版」（厚生労働省）p.40

ンの【Ⅱ．保育所の給食・離乳食の工夫・注意点】（ガイドライン資料10）にも次のように書かれています。

調理室の環境が整備されていたり、対応人員に余裕がある、また栄養士・調理員の対応能力が高ければ、個別に対応することを本ガイドラインによって、制限するものではありません。

（ガイドライン p.40）

しかし、やはりひとつだけ気を付けなければいけないのは、今までアレルギーの症状がなかった食材の場合、または初めて食べる食材の場合でも、アレルギー症状が出現する可能性があるということです。【Ⅱ．保育所の給食・離乳食の工夫・注意点】の②にも書かれているように「保育所で〝初めて食べる〟ことを避ける」のは大切なことです。

ところで、ときどき保護者の方からこんな声を聞くことがあります。「主治医から、なにかあった場合にすぐに医療機関を受診できるように、初めての食材は平日の昼間に家で食べさせるようにと指示されたけれど、平日昼間は仕事で子どもを保育園に預けているのだから、初めての食事をすべて家でおこなうのは無理です」

これは確かにそうなのです。②を厳格に守ると、乳児期の離乳食がぜんぜん進まない場合もあり得ます。

年長児で初めてアナフィラキシーが出現する場合もあり、食事の管理だけでアレルギーを予防するのは、やはり限界があると言わざるを得ません。緊急時の対応を強化して、安全を考えて最大限の管理をする一方、ある程度柔軟な対応も必要なのではないでしょうか。

ガイドラインは守りたいけど……ちょっと困った問題点

全体を見ていただければおわかりのように、ガイドラインで一番重点がおかれているのは、食物アレルギーのアナフィラキシーについてです。まずはココをしっかり押さえてもらいたいと思います。

ガイドラインは、最新のアレルギー知識をわかりやすく解説して、実際の保育現場で役立てられるように作られています。とてもよくできたガイドラインなのですが、現場で実際に使用する際には、すでにお話ししたようにいくつかの問題があります。

最後に、その問題点について、少し考えたいと思うのです。

まず保育園での食事です。すでに指摘したように、ガイドラインでは「食物アレルギーを有する子どもへの食対応については、安全への配慮を重視し、できるだけ単純化し『完全除去』か『解除』の両極で対応を開始することが望ましい」（ガイドラインp.9）と指導しています。安全への配慮が重要であり、できるだけ単純化することは必要です。しかし「完全除去」か「解除」の両極で対応することが、果たして最善でしょうか？

保育園での誤食（誤ってアレルギーの食品を食べてしまう）の原因はなんでしょう。最も注意するべきなのは配膳の間違い（配膳ミス）です。でも、**完全除去だから配膳ミスが防げるわけではない**のです。

また保育園での子どもの生活を見てみれば、食べこぼしを体や服につけて友達同士抱き合って遊んだりしますし、どんなに保育スタッフが気を付けていても、アレルギー物質を摂取してしまう事故の機会を完全にゼロにすることは不可能です。

そして、アレルギー診療の場では、安全な量の原因食材を食べることが、アレルギーの進行を抑えることもわかってきました。もちろん安全に食事を提供することが最優先であるのは当然です。しかし「完全除去」が誤食を確実に減らせるわけではないとしたら、一律に「完全除去」を進めるよりも、アレルギーを起こす食材を安全に提供するために、主治医が除去食の進め方について正確な指示を出すようにするなどの注意喚起も、ガイドラインに盛り込んでもらいたいと思います。

もうひとつ、スッキリしないのがアナフィラキシー時の対応です。ガイドラインにおいて、２０１９年4月の改訂で最も変わったのが、アナフィラキシーへの対応で、非常に詳しく説明されています。この通りにできれば、アナフィラキシーへの対応は完璧でしょう。

でもちょっと待ってください。これだけの細かい指示を間違いなく保育スタッフが実行することが可能でしょうか？ 保育スタッフは医療従事者ではありません。

また医学的にも、食物アレルギーの症状が出て、軽度ならば内服薬で経過を見ることが正しいのか疑問です。ガイドラインに、内服薬は効果が発現するのに時間がかかるので緊急時には効果を期待できないとされているのにもかかわらず、なぜ内服薬を使用して経過を見るのでしょうか。さらに、すぐにエピペンを使用する状態について、明らかに重症なアナフィラキシー・ショックの状態をイメージしているのも対応をむずかしくしています。**エピペンは、アナフィラキシー・ショックに至る前段階のアナフィラキシーのときでも、もちろん有効です。**医学の教科書では、アナフィラキシーの治療の第一選択薬剤はエピペンに代表されるアドレナリンの注射です。ショック時に限りません。★食物アレルギーの症状は多彩ですから、それらを網羅するよりも、アナフィラキシーの症状をしっかり解説し、アナフィラキシー時は（たとえショックのサインがなくても）すぐに救急要請をして、ためらわずエピペンを使用するべきではないでしょうか。**「迷ったらエピペン®を使用する」**のは当然です。

ここで心配になるのは、エピペンが不必要な例に使用してしまった場合、問題にならないかということでしょう。

エピペンにふくまれるアドレナリンという物質は、人間が誰でも体内で作り出す物質です。**健康な子どもに間違えてエピペンを使用したとしても**（もちろん、そんなことはないに越したことはないですよ！）、**障害を残すような大事に至ることはなく、問題**

★Pediatric Allergy: Principles and Practice, Third Edition. Edited by Leung, D.Y.M. et.al. 2016; Elsevier

はありません。

もちろん、エピペンを使用しなくても治ってしまうアナフィラキシーは珍しくありません。ガイドラインに経過を見るように書かれているのは、自然に治るアナフィラキシーに対して、エピペンを使用しないですむようにするための配慮なのかもしれません。医師ならばそうした配慮は必要ですが、保育現場のスタッフにそれを判断させるのはむずかしいのではないでしょうか。

アナフィラキシーを疑ったらすぐに救急要請し、エピペンの使用が指示されている場合はためらわず使用すること。川崎市では、不必要なエピペン使用を心配する保育スタッフには、「救急車が来たときには症状がなくなって『エピペン、本当に必要だったのかな』って思っても、子どもが元気になって結果オーライ。いいじゃないですか。でも反対にエピペン使用をためらって症状が重たくなってしまったら大変ですよね」と話しています。子どもの安全第一に考えるなら、救急要請とエピペン使用を、もっと強調してもらいたいと思います。

そして最後に除去根拠についてです。これは食物アレルギーの診断に関わるところです。

実は、ここにあげてきた問題点である除去食や緊急時の治療は、この除去根拠を確定する主治医の診断に関係しているのです。

食物アレルギーの診断は、「食べて症状が出る」ことからはじまります。ガイドラインには、すでに解説したように「未摂取」が除去食の根拠のひとつとなっています。未摂取であれば、食物アレルギーの診断が「食べて症状が出た」ことをもとにしたものではないということになります。

現在、血液検査で食物アレルギーを予測する方法が研究されていて、ある程度成果をあげています。そのため、専門の医師によって、「未摂取」ではあっても食物アレルギーの危険があるという理由で食物除去がおこなわれる場合はあります。しかし、それが濫用されていることはないでしょうか？

以前からアレルギーを心配して血液検査を希望する保護者の方は多く、血液検査のみで食物アレルギーと診断され、不必要な食物除去がおこなわれることは頻繁にありました。これまで何度も改訂されている「食物アレルギー診療ガイドライン」でも、血液検査によって安易に食物アレルギーを診断しないよう警告を発しています。

保護者の多くは食物アレルギーの診断が採血（特異的IgE抗体検査）や皮膚テストで容易につくと考えている。医師のほうにもこれらが陽性であるという根拠だけで食物アレルギーと診断してしまうケースが後をたたない。〔……〕検査が陽性で一度もその食品を摂取したことがない患者、あるいは一定期間以上も食品除去を継続している患者については、経口負荷試験による判断が必要である。

（「食物アレルギー診療ガイドライン2012」p.116
4．基本的な医療情報の提供　1診断に必要な検査への理解を深める）

以前にくらべれば、検査だけで安易に診断された食物アレルギーは減っているかもしれませんが、実際にはまだまだ多いのではないでしょうか。「未摂取」という根拠が生活管理指導表にあれば、主治医が安易に食物アレルギーと診断できる余地を与えることになりかねません。ガイドラインでも、主治医に安易に「未摂取」を根拠として食物除去ができないようにする工夫が必要だと思います。

いくつか問題点をあげさせていただきましたが、このガイドラインは多くのアレルギー専門の先生方が努力して作成されたものです。アレルギー疾患自体が現在、診断・治療について日進月歩の状態であり、専門の先生の間でも意見の統一がむずかしい点もあるのかもしれません。そうした中で、現在保育所でおこなうべき対応がまとめられたのがガイドラインです。よく読んで理解して、そして実際の現場では、「ココだけは！」というところをシッカリと押さえて活用していくべきでしょう。

Q＆A
保育園・家庭での「コレが心配、ここが不安」事例

この本を読み、「保育所におけるアレルギー対応ガイドライン」を熟読して、さらに保育園でもマニュアルを作って、「さあ！完璧！」となっていただければうれしいです。

とはいえ、細かいところでは、いろいろと疑問や不安があるものです。

ここでは、そういったトリビア的な内容を解説していきますね。

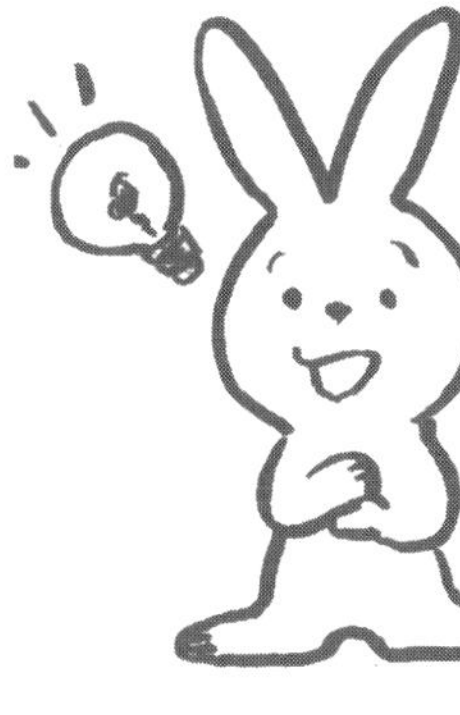

Q 保育園で、エピペンを処方された子どもを預かることになりました。でも、実際にエピペンを使用したことがないので扱いに不安があります。

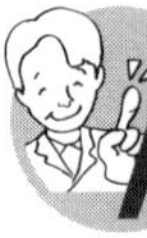

A

エピペンの使い方は、「保育所におけるアレルギー対応ガイドライン」（厚生労働省）に写真付きで解説されています（**ガイドライン資料11**）。使い方を説明したＤＶＤもありますし、製薬会社のホームページでも、使い方を詳しく解説しています。★サイトでは動画も見ることができます。

「でも実際に使ってみないと……」という心配、ごもっともです。エピペンには「エピペン®練習用トレーナー」という練習用のキットがあります。川崎市で定期的におこなっている保育スタッフを対象としたアレルギー研修会や、川崎市保育会のアレルギーにかんするキャリアアップ研修では、参加者全員がエピペンを正しく使用で

★https://www.epipen.jp

ガイドライン資料 II ■エピペン® の使い方

「エピペン®」接種の実際

●エピペン® の使い方

いざという時に正しくエピペン® を使用するためには、日頃からの練習が不可欠です。

図のように、足の付け根と膝の両方の関節を押さえることで、しっかり固定できるだけでなく、押さえている手を目印に正しい部位に投与することができる。

トレーナーではなく本物であることを確認する

＜本物＞　＜トレーナー＞

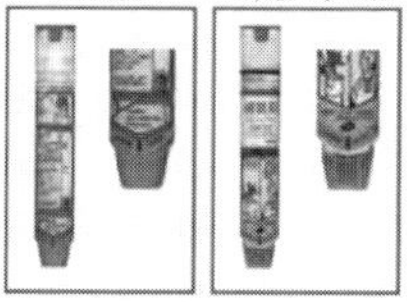

ラベル、ニードルカバーの違いを確認しましょう

◆それぞれの動作を声に出し、確認しながら行う

① ケースから取り出す

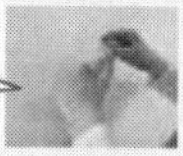

ケースのカバーキャップを開けエピペン®を取り出す

② しっかり握る

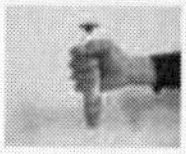

オレンジ色のニードルカバーを下に向け、利き手で持つ

"グー"で握る！

③ 安全キャップを外す

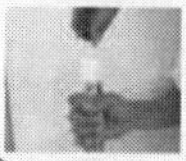

青い安全キャップを外す

投与部位になにもないことを確認する

投与部位に重なってしまうポケットの中を確認しましょう

投与する前には、必ず子どもに声をかける

エピペン® は振り下ろさない

振り下ろしている瞬間に子どもが動いてしまい正しく打てないおそれがあるので、軽く押しあてた状態から、押しつけましょう

④ 太ももに注射する

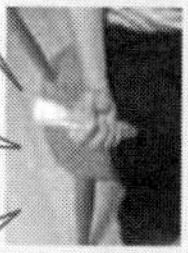

太ももの外側に、エピペン®の先端(オレンジ色の部分)を軽くあて、"カチッ "と音がするまで強く押しあてそのまま5つ数える

注射した後すぐに抜かない！押しつけたまま5つ数える！

⑤ 確認する

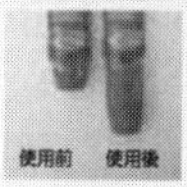

エピペン®を太ももから離しオレンジ色のニードルカバーが伸びているか確認する

伸びていない場合は「④に戻る」

⑥ マッサージする

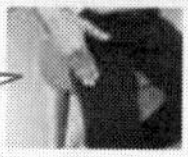

打った部位を10秒間、マッサージする

投与した薬剤が速やかに吸収され速く効果が現れるようにするために、投与部位をもみます。

介助者がいる場合

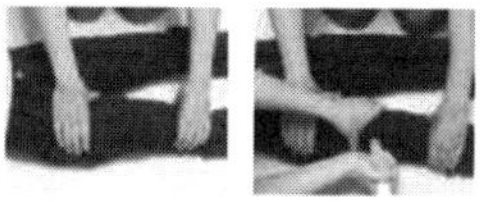

介助者は、子どもの太ももの付け根と膝をしっかり押さえ、動かないように固定する

注射する部位

- **衣類の上から、打つことができる**
- **太ももの外側の筋肉に注射する（真ん中（Ⓐ）よりも外側で、かつ太ももの付け根と膝の間の部分）**

あおむけの場合

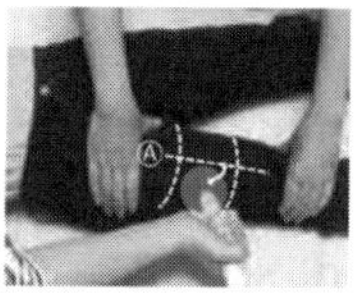

座位の場合

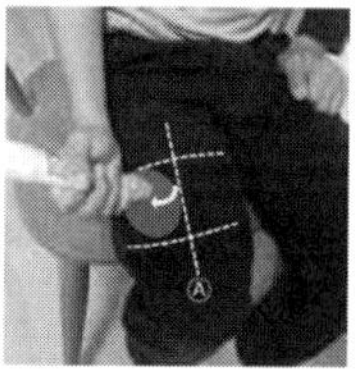

※独立行政法人環境再生保全機構「ぜんそく予防のためのよくわかる食物アレルギー対応ガイドブック」（2017 年 10 月）より引用

出典：「保育所におけるアレルギー対応ガイドライン　2019 年改訂版」（厚生労働省）p.12

きるように、練習用トレーナーを使って自分で扱えるように練習することにしています。参加した方からは、「実際に使ってみて自信がついた」と好評です。

こうした研修会、講習会は各地で開かれています。どしどし参加して練習していただきたいと思います。

Q エピペン使用の際に、なにか「コツ」のようなものはありますか？

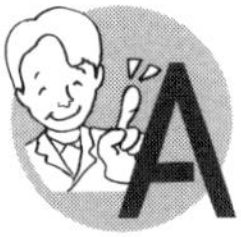

まずはトレーナーを使ってエピペンに慣れていただきたいと思いますが、いくつか「コツ」のようなものを挙げてみましょう。

エピペンの持ち方ですが、**「オレンジ色を下にして〝グー〟で握る」**ようにします。エピペンを自分に打ってしまわないようにするためです。なお、エピペンは1回しか使用できません。間違って使ってしまうとムダになってしまいます。

次に**打つ場所**です。**「大腿部前外側」**といわれますが、わかりづらいと思います。「真ん中よりも外側で、かつ太ももの付け根と膝の間の部分」として図で示されています。う～ん、まだわかりにくいですか。

私は、研修会などでは以下のようにお話ししています。

「まずまっすぐ立って、太ももの真ん中の前の部分に手のひらを当ててみましょう。ここが前側です。次に太ももの真ん中の外側真横に手のひらを当ててみてください。はい、そこが外側です。じゃあ前外側はどこかというと、前側ではない、外側ではない、はいその中間が前外側。そこに手のひらを当ててみましょう。ここがエピペンを打つ場所です。わかりますか？　じゃあ順番に手のひらを当ててみましょう。前側、外側、はいその間の前外側！」このように実際に自分の大腿部を手のひらで確認するとわかりやすいですね。

すると、次のような質問が必ず出ます。「前側や外側に打ってしまったらどうしたらいいですか？」

前外側という場所自体が「大体ここですよ」という位置ですから、**多少前側または外側でも大丈夫です。**もちろん服の上からでもＯＫです。

そして最後に、**エピペンを打つコツ**です。

振りかぶって勢いをつけて打とうとすると、大腿部に当たったときにはね返ってしまって失敗します。振りかぶって打ち付けることはしないようにしましょう。まず**エピペンをしっかりと押し付けること、ここが重要**です。押し付けるとカチッという音がします。このときに針が出て薬液が噴射されています。薬液が出ている時間は一瞬ですが、きちんと噴射され終わるまで、エピペン本体を押し付けなければなりません。カチッと音がするまで強く押しあて、そのまま5つ数えます。**注射した後すぐに抜かない！　押し付けたまま5つ数える！**　ここがポイント。ココだけはゼッタイ押さえておいてくださいね。

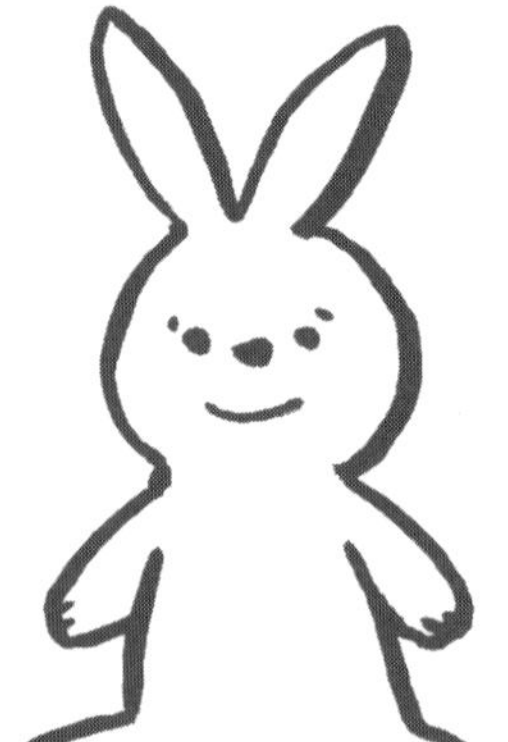

Q

離乳食を進めています。ある食材を食べたときに、口の周りが赤くなりました。しばらくすると、赤みはなくなり治りましたが、食物アレルギーでしょうか？

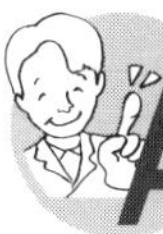

A

「口の周りが赤くなったからアレルギーかも」。この心配はよく聞きます。実は、この症状の多くは食物アレルギーではありません。小さな子どもは口の周りによく食べ物をくっつけてしまいます。食べ物のついた手で顔を触ったりもしますね。こうしたときに、食品による**接触性皮膚炎**で皮膚が赤くなります。接触性皮膚炎は、食べてアレルギーを起こす食物アレルギーとは違う反応で起こります。ときには食べ物ではなく、単なる「ヨダレ（涎）まけ」つまりは「ヨダレ」によって皮膚が荒れているだけのこともあります。この場合、皮膚が赤くなるからといって食べて具合が悪くなることはありません。

食物アレルギーを心配して医療機関を受診したら、血液検査を受けて「食物アレルギー」と言われた、ということもよくあります。この本をお読みになっていただければおわかりのように、食物アレルギーは血液検査では診断しません。ではどうやって診断するか？　簡単です。気になる食材を口の周りに付けないようにして食べさせるのです。もちろんヨダレにも気を付けます。口の周りに食材を付けずに食べて皮膚が赤くならなければ、食物アレルギーではありません。もちろんそれ以降、普通に食べて問題ありません。

それでも「本当の食物アレルギーで全身症状が出たら心配」という場合は、ぜひ医療機関で**食物経口負荷試験**をしてもらいましょう。口の周りが赤くなる程度の症状ですから、負荷試験で命に関わる危険性もほとんどありません。

本当に多いんですよ、ヨダレまけを食物アレルギーにしてしまうことって。気になったらぜひ医療機関で試してみてくださいね。

Q 食べるとアナフィラキシーが出る食物アレルギーと診断された場合、その食べ物に触るだけでもアナフィラキシーを起こすのでしょうか？

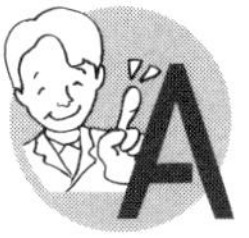

いいえ、**健康な皮膚に触れただけでアナフィラキシーを起こすことはありません。**健康な皮膚に食物アレルギーの原因物質が付着しても、皮膚の反応と消化管での反応とは違うので、アナフィラキシーを起こすことはありません。

ここ数年のアレルギー研究のトピックとしてＥＰＩＴ（Epicutaneous Immuno-Therapy：経皮免疫療法）があります。これは食物アレルギーを起こす食品のタンパクの極少量を皮膚に貼り付けることで、食品に対する耐性（食べても症状を起こさなくなること）を身につけさせる方法です。経口免疫療法では口から少量食べることで耐性を作るので、どうしても経過中アナフィラキシーを起こす可能性があります。ところがこのＥＰＩＴなら、アナフィラキシーやショックを起こす可能性がありません。いくつもの研究で実際にＥＰＩＴの安全性は確認されています。★

皮膚に食品が付くとアナフィラキシーが起きるなら、このＥＰＩＴでもアナフィラキシーが起きるはずですよね。つまり、健康な皮膚にアレルギーを起こす食品が付いてもアナフィラキシーが起きないことを、ＥＰＩＴの研究が証明してくれたわけです。

でも、まれに皮膚に付着した物質がアナフィラキシーを起こしたという報告があります。知らないうちに食品が口に入ってしまったのかもしれないし、ひどい湿疹や肌荒れやキズから血液内に入ったのかもしれません。小さな子どもの場合、知らないうちに舐めたり口に入れてしまったりすることもあり得ますから、アレルギーを起こす食品に近づけることも危険な場合はあるでしょう。

しかし軽い症状、または少量なら食べられるような子どもたちであれば、触ることすら注意しながら保育所で生活させることは必要ないと思います。通常の食物アレルギーなら、口に入らないようにだけ気を付ければ、多少食材に触れても大丈夫でしょう。

★ Pediatr Allergy Immunol. 2018 Jun;29(4):341-349. doi: 10.1111/pai.12869. Epub 2018 Mar 1. Safety and efficacy of epicutaneous immunotherapy for food allergy. Wang J, Sampson HA.

あとがき

この本は、川崎市こども未来局が主催する保育スタッフ向けのアレルギー講演会での内容をもとにしています。食物アレルギーについては次々に新たな知見が報告されるため、毎年毎年、講演内容の手直しをしてきました。また川崎市医師会保育園医部会でのアレルギーの調査研究を海外のジャーナルに投稿し、こうしてここに満を持して書いたのがこの本です。手前味噌になりますが、20年以上前から川崎市認可保育所は食物アレルギーについて厳格な対応をしていますから、全国でもずば抜けて高いレベルで食物アレルギー対応ができているのです。厳しい現場で働く保育スタッフ向けの講演なので、当然高いレベルのものが求められますし、鋭い質問はいつものこと。こうして鍛え上げられた内容の本ですから、全国の保育スタッフ、そして小さな子どもの保護者の方に十分役立つものだと信じています。

この本ができるまでにはさまざまな方にお世話になりました。正確で迅速な編集作業をしてくださった、かもがわ出版編集部の伊藤知代さん、ルパン三世風？ 医師のキャラクターなど素敵なイラストを書いてくださった松本春野さん、キャッチーでインパクトのある装丁をしてくださった小林直子さんには、本当に感謝しております。ありがとうございました。本を書くにあたって、元・大手出版社勤務、現在神楽坂『BOOK ＆ BAR 余白』のオーナーである高校時代からの畏友、根井浩一君には、いろいろと相談にのってもらいました。

最後に、保育園医の仕事を勧めてくださった元・川崎市医師会保育園医部会部会長の隅田展廣先生、川崎市の保育園児の健康を守るために日夜全力で奮闘している川崎市医師会保育園医部会の先生方、川崎市こども未来局のみなさん、そして川崎市認可保育所の保育スタッフのみなさんに心から感謝します。この本はみなさんのおかげで出来上がりました。どうもありがとうございました。

【参考文献】

・「保育所におけるアレルギー対応ガイドライン」厚生労働省、平成 23（2011）年３月
https://www.mhlw.go.jp/bunya/kodomo/pdf/hoiku03.pdf
・「保育所におけるアレルギー対応ガイドライン（2019 年改訂版）」厚生労働省、2019 年４月
https://www.mhlw.go.jp/content/000511242.pdf
・「調布市立学校児童死亡事故 検証結果報告書」調布市立学校児童死亡事故検証委員会、平成 25 年３月
http://www.city.chofu.tokyo.jp/www/contents/1363069358235/index.html
・「食物アレルギー診療ガイドライン 2016《2018 年改訂版》」
作成：日本小児アレルギー学会食物アレルギー委員会、協和企画
・「食物アレルギー診療ガイドライン 2012」
作成：日本小児アレルギー学会食物アレルギー委員会、協和企画
・「アナフィラキシーガイドライン」日本アレルギー学会、2014 年
https://anaphylaxis-guideline.jp/pdf/anaphylaxis_guideline.PDF
・「小児アレルギーエデュケーターテキスト 基礎篇 改訂第３版」
編集：日本小児臨床アレルギー学会、診断と治療社
・「小児アレルギーエデュケーターテキスト 実践篇 改訂第３版」
編集：日本小児臨床アレルギー学会、診断と治療社
・「食べて治す食物アレルギー　特異的経口耐性誘導（SOTI）」
栗原和幸、診断と治療社
・「食物アレルギーのパラダイムシフト　経口免疫寛容と経皮感作を踏まえた新戦略」
栗原和幸、リブロ・サイエンス
・「子どものアレルギー アトピー性皮膚炎・食物アレルギー・ぜんそく」
大矢幸弘（監修）、文藝春秋
・「保護者からの質問に自信を持って答える 小児食物アレルギーＱ＆Ａ」
海老澤元宏（監修）、日本医事新報社
・ *Pediatric Allergy: Principles and Practice, Third Edition.* Edited by Leung. D. Y. M., Szefler S. J., Bonilla F. A., Akdis C. A., Sampson H. A. ; ELSEVIER
・ *Food Allergy: Adverse Reaction to Foods and Food Additives, Fifth Edition.* Edited by Metcalfe D. D., Sampson H. A., Simon R. A., Lack G. ; WILEY Blackwell

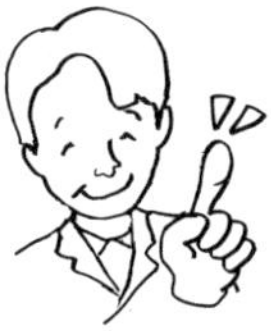

●金子光延（かねこ・みつのぶ）

日本小児科学会認定小児科専門医。かねこクリニック院長。著書に『子どもの感染症　予防のしかた・治しかた』（講談社）、『こどもの予防接種　知っておきたい基礎知識』（大月書店）、『よくわかる、子どもの医学　小児科医のハッピーアドバイス』（集英社新書）など。川崎市医師会保育園医部会部会長。

イラスト●松本春野
装丁、本文フォーマット●小林直子

どうする？ 保育園＆小さな子どものいる家庭での食物アレルギー 事故を防ぐためにコレだけは

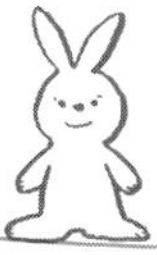

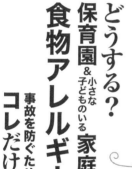

2020年2月1日　初版第1刷発行

著　者　金子光延
発行者　竹村正治
発行所　株式会社かもがわ出版
〒602-8119　京都市上京区堀川通出水西入
TEL 075-432-2868　FAX 075-432-2869
振替　01010-5-12436
ホームページ http://www.kamogawa.co.jp
印刷所　シナノ書籍印刷株式会社

ISBN 978-4-7803-1073-3　C0077